Ruth Frings

Heuschnupfen bei Kindern & Erwachsenen mit Homöopathie behandeln

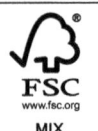

Heuschnupfen bei Kindern & Erwachsenen mit Homöopathie behandeln

Pollenallergie was tun? Heuschnupfen was tun? Bewährte homöopathische Therapieansätze bei Heuschnupfen ohne Nasenspray, Augentropfen & Tabletten!

Ruth Frings

Impressum

Bibliografische Information der Deutschen Nationalbibliothek: Die Deutsche Nationalbibliothek verzeichnet diese Publikation in der Deutschen Nationalbibliografie; detaillierte bibliografische Daten sind im Internet über http://dnb.dnb.de abrufbar.

Verlag: BoD • Books on Demand GmbH, In de Tarpen 42, 22848 Norderstedt
Druck: Libri Plureos GmbH, Friedensallee 273, 22763 Hamburg

ISBN: 978-3-7597-4332-9

Inhaltsverzeichnis

Vorwort

Heuschnupfen plagt viele Menschen in der aufblühenden Jahreszeit im Frühling und Sommer. Nach dem Winter freuen wir uns, einen Teil des Tages wieder draußen in der Natur zu verbringen. Leider erschwert die Allergie auf Pollen bei vielen Menschen diesen natürlichen Aufenthalt in Wäldern und auf Wiesen.

Dieses Buch spricht all diejenigen an, die um die Wirkung der schulmedizinischen Therapie wissen und gleichzeitig eine langfristig Linderung der Symptome oder eine mögliche Heilung durch andere alternative Therapien suchen.

Sie sind bereit, über den Tellerrand zu sehen und das multifaktorielle Geschehen der Allergie zu verstehen und in Ihrem Umfeld etwas zu verändern.

Ich betrachte in diesem Buch das breite Spektrum Allergie und Heuschnupfen in seiner Entstehung und Ausprägung. In diesem Buch teile ich mit Ihnen mein Wissen aus über 30 Jahren ärztlicher Tätigkeit und im Bereich der Homöopathie und zeige Ihnen die Möglichkeiten der konventionellen Therapie sowie ein ganzheitliches Behandlungskonzept.

Die Empfehlungen des ganzheitlichen Therapiekonzeptes, besonders die Anwendungen der Arzneien in diesem Ratgeber, beruhen auf bewährten Erfahrungen von Therapeuten. Trotzdem muss ich an dieser Stelle anmerken, dass jede Dosierung und Verabreichung auf eigene Verantwortung des Anwenders erfolgt. Eine konstitutionelle begleitende Behandlung empfehle ich.

Bei ungewöhnlichen Symptomen und bedrohlichen Situationen sollte immer ein Arzt aufgesucht werden.

Ruth Frings

Liebe Leser,

hier ein paar persönliche Zeilen….

Der Inhalt dieses Ratgebers richtet sich vorrangig an diejenigen, die die Symptome des Heuschnupfens bewusst nicht mit der klassischen Schulmedizin behandeln möchten. Viele von Ihnen kennen die Nebenwirkungen schulmedizinischer Heuschnupfenmittel und sind bereit, einen alternativen Weg mit natürlichen Therapieansätzen zu gehen.

Häufig erwarteten meine Patienten, dass bereits in der ersten Heuschnupfensaison, die homöopathisch behandelt wird, Symptomfreiheit erreicht wird. In der ersten Saison bemerkten die meisten Patienten in der akuten Phase eine Verbesserung oder andere Symptome wie Kopfschmerz und Abgeschlagenheit verschwanden. In der nächsten Saison, begleitet von einem Konstitutionsmittel[1], kamen sie oft allein mit ihrer homöopathischen Medikation zurecht.

Bei der Hyposensibilisierung hingegen sind viele bereit, drei Jahre zu warten! Geduld und ein längerer Atem können auch bei der homöopathischen Behandlung erforderlich sein.

Es ist wichtig zu verstehen, dass auch eine schulmedizinische Behandlung anderer Erkrankungen den Erfolg der Homöopathie beeinflussen kann. Natürlich sind nicht alle Erkrankungen allein homöo-

---

[1] s. Wörterbuch

pathisch zu behandeln. Es liegt in der Erfahrung und Verantwortung des behandelnden Arztes, zu entscheiden, wann eine rein homöopathische Behandlung möglich ist und wann andere medizinische Ansätze notwendig sind.

Ebenso ist es wenig erfolgversprechend, den Heuschnupfen homöopathisch zu behandeln und den nächsten Infekt dann z. B. mit einem Antibiotikum. Ein ganzheitlicher und konsequenter Ansatz ist entscheidend, um langfristige Erfolge zu erzielen.

Ich hoffe, dass Ihnen dieser Ratgeber wertvolle Einblicke und Hilfestellungen auf Ihrem Weg zu einer natürlichen und nachhaltigen Behandlung des Heuschnupfens bietet.

Mit den besten Wünschen für Ihre Gesundheit

Ruth Frings

Bad Harzburg, Sommer 2024

Fakten zum Heuschnupfen

Eine Einführung zum Thema Heuschnupfen gebe ich in diesem Kapitel. Hier erfahren Sie Grundlagen und Fakten zum Thema Heuschnupfen.

Begriffsbestimmung Heuschnupfen

Die Ursache des Heuschnupfens ist nicht das Heu, wohl aber die **Pollen der Bäume, Blüten und Gräser**. Der medizinische Ausdruck ist **Rhinitis pollinosis**. Die Silbe *Rhin* kommt aus dem Griechischen und bedeutet Nase. Die Endung *itis* steht in der Medizin immer für eine Entzündung. Das Wort *Pollen* kommt aus dem Lateinischen und heißt wörtlich übersetzt feines Mehl.

Die **allergische Konjunktivitis** betrifft die entzündlich, allergischen Symptome an den Augen (Bindehaut) und die **allergische Rhinokonjunktivitis** die Reaktion der Nase und der Augen auf die Pollen.

Beim Heuschnupfen liegt häufig eine saisonale zeitliche Begrenzung vor.

Die **Erhöhung des IgE Spiegels** (ein Antikörper, den das Immunsystem[2] gegen ein Allergen gebildet hat) lässt sich in den meisten

---

[2] s. Wörterbuch

Fällen im Blut nachweisen. Je höher der IgE Wert im Blut, desto wahrscheinlicher ist die Allergiebereitschaft. Der Heuschnupfen ist eine Allergie vom Soforttyp (Typ I Allergie), die im Kapitel „Allergische Reaktionen" ausführlich behandelt wird.

Durch immunologische Abläufe im Körper reagiert der Allergiker auf harmlose, mikroskopisch kleine Partikel, sogenannte Allergene. Dies sind z. B. Stoffe aus Eiweiß aus dem Pflanzen- und Tierreich. Prinzipiell kann der Körper auf jeden körperfremden Stoff allergisch reagieren.

Früher setzte man Allergie dem Heuschnupfen gleich, heute spricht man vom allergischen Formenkreis. Zu diesem gehören Asthma, Neurodermitis, Schuppenflechte, Nahrungsmittelallergien und der Heuschnupfen.

Verbreitung und Zahl der Betroffenen

Laut Robert-Koch-Institut sind 23 Millionen Menschen in Deutschland von einer Allergie betroffen (Stand: 2022). Davon leiden 80 % unter Heuschnupfen. Mehr als 8 Millionen vertragen die Gegenwart einer Katze oder eines Hundes nicht. 35 % aller Allergiker haben eine Milben- und Hausstauballergie.

In Deutschland werden eine Million Fehltage pro Jahr (Europäischen Stiftung für Allergieforschung: ECARF, Febr. 2024) wegen Folgen von Heuschnupfen gemeldet. Die Kosten für das Gesundheitssystem und die ökonomische Belastung gehen in die Milliarden.

Viele Patienten haben die ersten Symptome des Heuschnupfens im Grundschulalter. Kleinkinder bleiben in der Regel noch verschont. Meistens hört die Reaktion auf Pollen jenseits des fünfzigsten Lebensjahres auf. Ich habe aber auch Patientinnen behandelt, die erstmals nach den Wechseljahren an Heuschnupfen erkrankten. Häufig beginnen oder enden die Reaktionen auf Pollen zu Zeiten hormonellen Umbruchs wie Pubertät, Schwangerschaft, Stillzeit und Wechseljahre für uns Frauen.

Allergische Reaktionen

Was ist eine Allergie? Was läuft in unserem Körper bei einer allergischen Reaktion ab? Gibt es verschiedene Allergieformen? Antworten auf diese Fragen finden Sie in diesem Kapitel.

Was passiert bei einer allergischen Reaktion?

Das Wort Allergie wurde 1906 von dem Wiener Kinderarzt Freiherr Clemens von Pirquet erstmals benutzt. Er beschrieb die Reaktion des Körpers auf fremde Substanzen. Der Körper reagiert mit einer „veränderten Fähigkeit" in ungewohnter Art heftig nach dem Prinzip „ein kleiner Auslöser mit riesiger Folgereaktion".

Unser Immunsystem reagiert bei einer Allergie überschießend auf Fremdkörper von außen (meistens Eiweiße), weil diese vom Immunsystem als gefährlich eingestuft werden. Ein körperfremder Stoff, auch Allergen genannt, wird nicht, wie sonst üblich und ohne, dass wir es merken, durch Zellen unseres Immunsystems unschädlich gemacht, sondern der Körper reagiert mit einer Überproduktion von Antikörpern (Immunglobulinen vom Typ IgE) (s. Abbildung Seite 16). Hier ist der Ablauf auf Zellebene:

1. **Erstkontakt mit dem Allergen**: Das Allergen, z. B. Pollen oder Tierhaare, gelangt in den Körper und lagert sich an den B-Zellen an.

2. **Aktivierung der B-Zellen**: Die B-Zellen werden aktiviert.

3. **Differenzierung zu Plasmazellen**: Die aktivierten B-Zellen verwandeln sich in Plasmazellen, die spezifische Antikörper gegen das Allergen produzieren.

4. **Produktion von IgE-Antikörpern**: Die Plasmazellen produzieren Immunglobulin E (IgE)-Antikörper, die spezifisch für das Allergen sind.

5. **Bindung an Mastzellen**: Die IgE-Antikörper binden sich an Mastzellen[3] in Geweben wie Haut, Atemwegen und Verdauungstrakt.

6. **Re-Exposition (Zweitkontakt) und Aktivierung der Mastzellen**: Bei erneutem Kontakt mit dem Allergen bindet sich dieses an die IgE-Antikörper auf den Mastzellen und aktiviert sie.

7. **Freisetzung von Histamin**: Aktivierte Mastzellen setzen Histamin[4] frei, was zu Symptomen wie Juckreiz, Schwellung, Rötung und erhöhter Schleimproduktion führt.

---

[3] s. Wörterbuch

[4] s. Wörterbuch

Diese Abfolge führt zur typischen allergischen Reaktion und den bekannten Symptomen auf Haut, Schleimhäuten und Blutgefäßen mit Schwellungen, Rötungen, Juckreiz, wässrigen Absonderungen, Hautausschlägen und Gefäßerweiterungen sowie Reizung des Bronchialsystems.

Beim Heuschnupfen sind einige Substanzen der Pollen wasserlöslich. Dies erleichtert die Befruchtung in der Natur, aber auch die Tatsache, dass sie sich mit den feuchten Schleimhäuten gut verschmelzen und Symptome auslösen.

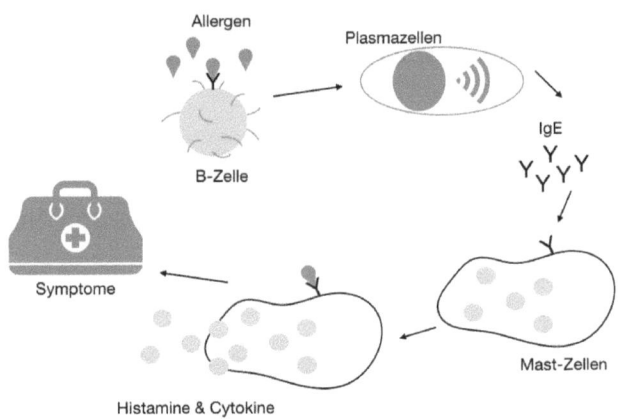

Ablauf einer allergischen Reaktion

Allergien und die verschiedenen Reaktionsmuster

Nach der Reaktionszeit des Körpers auf ein Allergen zu reagieren, werden die verschiedenen Allergietypen unterteilt. Der Heuschnupfen gehört zum Soforttyp: Typ I.

Typ I Allergie

Diese Reaktionsform ist die häufigste. 80 bis 90 Prozent sind Allergien vom **Soforttyp**. Allergien vom Soforttyp sind Heuschnupfen, allergisches Asthma, Nesselsucht, bestimmte Formen der Neurodermitis. Eine Insektenallergie auf Bienengift, Eiweißallergie auf Fischeiweiß, eine allergische Reaktion auf ein Kontrastmittel oder ein Antibiotikum z. B. Penicillin sind die bedrohlichsten und können bis zum allergischen Schock (Anaphylaxie[5]) führen.

Der Ablauf im Körper ist bei all diesen Allergien gleich. Das Allergen, also der körperfremde Stoff, löst eine Immunreaktion nach erfolgtem ersten Kontakt im Körper aus. Die gebildeten Antikörper - wie oben beschrieben IgE - verbinden sich mit dem Allergen (dem Antigen) und bewirken, dass die Mastzelle Histamin und andere Stoffe übermäßig ausschüttet. Dies wiederum führt zu den bekannten Reaktionen: Die Schleimhäute schwellen an, die Gefäße erweitern

---

[5] s. Wörterbuch

sich und sondern Flüssigkeit ab, die Haut juckt und wird rot, die Bronchien verengen sich.

Typ II Allergie

Bei dieser Reaktionsform werden nicht Stoffe aus der Körperzelle ausgeschüttet wie bei Typ I, sondern die Körperzelle wird zerstört. Das Allergen bindet sich an eine Körperzelle (**zellgebundener Typ**) und täuscht das Immunsystem. Die Antikörper der Gruppe IgE vernichten nicht nur das Allergen, sondern schädigen auch die ganze Körperzelle. Diese Reaktion finden wir z. B. bei Unverträglichkeit von Bluttransfusionen.

Typ III Allergie

Bei diesem Allergietyp lagern sich der Allergen-Antikörper-Komplex als Ganzes im Körper ab, z. B. in Gelenken und Gefäßen (**Immunkomplextyp**). Die körpereigenen Zellen, die diese Komplexe vernichten könnten, sind dazu nicht in der Lage und so kommt es allmählich zu einer allergischen Reaktion z. B. auf Medikamente, Pilze und deren Sporen. Die Symptome treten nach Stunden, Tagen oder Monaten auf. Typische Erkrankungen sind Farmerlunge, Nephritis (Nierenentzündung) oder Arthritis (Entzündung der Gelenke).

Typ IV Allergie

Dies ist die Allergie vom **Spättyp**. Die Allergene verursachen an der Haut oder Schleimhaut eine Reaktion innerhalb von 1 bis 3 Tagen nach Kontakt. Klassische Beispiele für eine Kontaktallergie sind Reaktionen auf Pflaster, Hosenknöpfe aus Nickel und Farbstoffe in Lederschuhen.

Ursachen und verstärkende Faktoren

Die **erbliche Belastung** spielt eine nicht unerhebliche Rolle, an einer Allergie zu erkranken. Liegt bei einem Elternteil eine Allergie bereits vor, besteht pro Elternteil eine Wahrscheinlichkeit von 25 %, ebenfalls an einer Allergie zu erkranken. Die Allergiebereitschaft ist durch die erbliche Veranlagung gegeben. Durch ein zusätzlich gestörtes Immunsystem können körperfremde Stoffe nicht entsprechend abgewehrt werden und der Körper reagiert allergisch. Umso wichtiger ist es für diesen Personenkreis, andere veränderbare Ursachen und Faktoren, die ich später vorstelle, zu minimieren.

Eine **bestehende Allergie** erhöht das Risiko für weitere Allergien.

Die Umweltbelastung mit **Schadstoffen wie Dünge- und Spritzmittel** können die Entstehung einer Pollenallergie begünstigen. Denn Pollen, die mit Schadstoffen belastet sind, können die Schleimhäute eher angreifen und das Eindringen der Pollen beschleunigen.

Insektizide, Holzschutzmittel und Abgase, Umweltgifte wie Blei, Cadmium, Kohlenwasserstoffe und Stickoxide schwächen unsere Immunabwehr und begünstigen somit die Allergieentstehung.

Zahnmedizinische Probleme: früher verwendete **Amalgamfül-lungen** können den Körper eines Allergikers belasten. Quecksilber in der Mundhöhle oder eingelagert im Körper gehört zu den chroni-schen Allergienauslösern, weil sie permanent den Körper triggern. Deshalb sollten die Amalgamfüllungen bei Allergikern dringend ent-fernt werden (unter besonderen Schutzmaßnahmen wie Kofferdam/ Mundhöhlenschutz). Aber auch andere Materialien wie Kunststoff-füllungen oder Goldlegierungen können z. B. Pseudolallergien[6] aus-lösen.

In **Impfungen** enthaltene Adjuvanzien wie Aluminiumverbindun-gen als Wirkverstärker können ebenfalls belastend auf das Immun-system wirken.

Besteht die **Ernährung** aus **übermäßigem Zucker** und **Fleisch, Fast Food und Weißmehl** kann dies die Entstehung einer Allergie begünstigen, wie in vielen Veröffentlichungen dargelegt wird. Aus-reichende Wasserzufuhr, um den Histaminspiegel niedrig zu halten, sollte angestrebt werden, damit es nicht zu überschießenden allergi-schen Reaktionen kommt. Allergiker sollten sich überwiegend von heimischen Produkten ernähren, da durch die exotischen Produkte

---

[6] s. Wörterbuch

anderer Länder dem Körper zusätzliche Fremdstoffe zugeführt werden, mit denen er sich auseinandersetzen muss.

Konservierungsstoffe, künstliche Aromen und Farbstoffe in unseren Lebensmitteln sowie Rückstände in der Nahrung wie z. B. Hormone und Antibiotika belasten unser Immunsystem und haben ein hohes Allergiepotential. Dies berichten mehrere Publikationen.

Medikamente, die unsere Darmflora aus dem Gleichgewicht bringen, wie **Antibiotika** und **Kortison,** begünstigen Allergien. Auch **Hormonpräparate** können Allergien auslösen, da sich ein Ungleichgewicht im Hormonhaushalt auf die Histaminausschüttung auswirkt. **Nahrungsergänzungsmittel,** die reich an Vitamin C sind, können Allergien auslösen. Die häufigsten Symptome sind Juckreiz und Hautausschlag. Bei anderen Nahrungsergänzungsmittel können die **Trägersubstanzen** eine Allergie auslösen.

Wetterverhältnisse wie Wind und kurze Regen können die Pollensituation verstärken.

Chronische Darmprobleme in Form von schlechter Ernährung, häufige Antibiotikagaben, die die Darmflora ins Ungleichgewicht bringen, belasten den Körper bei der Entgiftung über den Darm und schwächen den im Darm angesiedelten Teil des körpereigenen Immunsystems. Gibt es eine Verbindung zwischen Reizdarm, Leaky Gut[7] und Heuschnupfen? Sowohl das Reizdarm-Syndrom, als auch das Leaky-Gut-Syndrom können anhaltende Entzündungsreaktionen im Körper verursachen, die das Immunsystem beeinträchtigen. Eine solche chronische Entzündung kann auch die Reaktion des Körpers auf Allergene verstärken, wie sie beim Heuschnupfen auftreten.

Rauchen schadet der Gesundheit, dies ist allgemein bekannt. Im Hinblick auf den Heuschnupfen werden durch das Rauchen die Schleimhäute zusätzlich gereizt und belastet.

Es ist bekannt, dass Kinder von rauchenden Eltern eher Allergien entwickeln als Kinder von Nichtrauchern.

Kuhmilch ist eine Proteinbombe. Der Darm ist sehr belastet mit dem Verstoffwechseln dieser Proteine und bekommt noch mehr Arbeit durch die Pollen. Daher haben viele Heuschnupfenpatienten während ihrer Saison Bauchschmerzen oder Durchfall. Kinder von Allergikern sollten möglichst lange (mindestens 6 Monate) gestillt werden. Das Essen von Fleisch sollte vor dem 9. Lebensmonat vermieden werden.

---

[7] s. Wörterbuch

Stress, psychischer Druck und Konflikte zwingen das Immunsystem in die Knie und begünstigen somit die Allergien.

Elektrosmog und Strahlensmog durch Mobiltelefone, PC Bildschirme und Fernseher belasten unser Immunsystem und vermehrte Allergien sind die Folge - so berichten zahlreiche Veröffentlichungen.

Übermäßiges **Pilzwachstum** im Darm fördert die Allergiebereitschaft. Diese werden durch Kohlenhydrate wie Weißmehl, Zucker, Alkohol und Hefe "gefüttert". Milchsäurebakterien halten die Flora im Gleichgewicht.

Tiere in der Wohnung können die Allergiebereitschaft fördern. So gehören Meerschweinchen, Hamster, Rennmäuse, Katzen und Hunde nicht in Haushalte von Allergikern. Hunderassen mit langem Fell werden allerdings von Allergikern besser toleriert als Kurzhaarrassen. Pferde haben ein höheres Allergiepotential als z. B. Schafe.

Eine Studie (Gabriel-Studie), begonnen 2006, ergab, dass Kinder, die auf einem Bauernhof aufgewachsen sind, weniger eine allergische Rhinitis (Heuschnupfen) ausbilden. Eine "steriles" Umfeld bei kleinen Kindern schult nicht unbedingt das Immunsystem.

Auf **Schlafplätzen, die mit Tierhaar** hergestellt sind wie Rosshaarmatratzen und Federbetten, sollte ein Allergiker verzichten. Latex oder Kokosmatratzen sowie Baumwolldecken sollten bevorzugt werden. Durch ein Encasing, was von vielen Krankenkassen erstattet wird, lassen sich die Matratzen einhüllen und abdichten.

Hausstaub in der Umgebung sorgt für Belastung bei Allergikern. Es ist nicht der Hausstaub, der einem Allergiker die Beschwerden macht, sondern die Ausscheidungen der Milben, die sich vom Hausstaub ernähren. Das optimale Milieu für eine Hausstaubmilbe sind Temperaturen um 25 Grad und eine Luftfeuchtigkeit von 70 % in weniger als 1200 Metern über Null, also unser typisches Raumklima im Herbst zur Heizperiode. Wichtig ist, regelmäßig zu lüften, denn die Milben mögen es nicht trocken und luftig. Auch Kuschel- und Stofftiere sollten gewaschen werden!

Zimmerpflanzen sind Boden für die Entstehung von **Schimmelpilzen und deren Sporen**, die bei Allergikern die Sensibilität, auf fremde Stoffe zu reagieren, verstärken, ebenso wie Pilzbefall in feuchten Kellern und Badezimmern. Aber auch Spaziergänge im Wald an feuchten Tagen im Sommer rufen allergische Reaktionen durch die Schimmelpilze hervor.

Achten Sie auf Baumwollkleidung oder Kleidung aus natürlichen Stoffen, denn **Kunstfasern** haben ein hohes Allergiepotenzial.

Was das Fass zum Überlaufen bringt

Stellen Sie sich das Bild eines Regenfasses vor. In diesem Fass sind verschiedene virtuelle "Ebenen", die uns täglich umgeben. Gewisse "Ebenen" können wir nicht verändern. Wie z. B. die Veranlagung an Heuschnupfen zu erkranken, die uns genetisch über unsere Familie in die Wiege gelegt wurde.

Andere "Ebenen" sind im Laufe unseres Lebens dazugekommen und umgeben uns täglich. Hier nur ein paar Beispiele: Elektrosmog, Stress, Nahrungsmittelbelastung und Konservierungsstoffe, Medikamente, Amalgam, andere Schwermetalle und Impf-Adjuvanzien. Ein allergisch reagierender Körper kommt möglicherweise mit einer gewissen Anzahl an Allergenen zurecht, ohne überschießend zu reagieren. Irgendwann ist die Belastung der verstärkenden Faktoren zu groß. Das Fass läuft über, und der Körper reagiert mit einer heftigen allergischen Reaktion (s. Abbildung Seite 27).

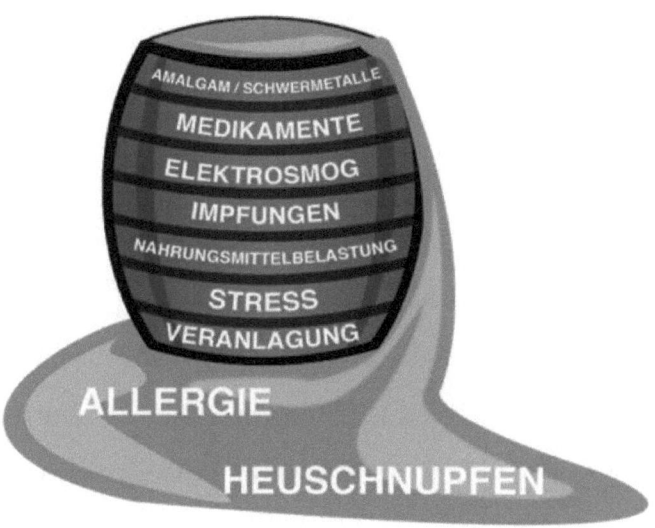

Ziel dieser bildlichen Veranschaulichung ist, dass jeder Allergiker für sich überlegen kann, welche „Ebene" er verändert oder eliminiert, damit das Fass nicht zum Überlaufen kommt, sprich die Heuschnupfen Symptome nicht in voller Heftigkeit ausbrechen, also erträglich sind oder gar verschwinden. In dem Kapitel „Ursachen und verstärkende Faktoren" sind noch weitere „Ebenen" aufgeführt.

Beispielhafte Umsetzung:

- Zucker und Milch - mindestens in der Heuschnupfenzeit - vom Speiseplan streichen
- Amalgam entfernen lassen
- Stress reduzieren

Pollenflug

Die Pollen der Pflanzen und Bäume haben ein unterschiedliches Allergiepotential. Je nach Witterung kann die Heuschnupfenzeit schon bei milden Temperaturen im Januar mit den Pollen der Hasel beginnen. Die Erle folgt und ein starkes Potential hat die Blüte der Birke. Die Pollenaktivität dieser Frühblüher kann bis April dauern. Ich habe oft beobachtet, dass nach einem langen Winter mit zurück-gebliebener Natur plötzlich mit Macht die Pollen bei warmen Wetter massiv flogen und die Menschen heftig unter den Pollen litten.

Dann folgen die Gräser von April bis in den Spätsommer, allen voran das Wiesenlieschgras, Raps und Beifuß. Ab August bis in den Herbst sind Roggen, Kiefer und Spätblüher für allergische Sympto-me verantwortlich. Allen voran - aus Amerika zu uns importiert - die Ambrosia-Pflanze, die ein hohes Allergiepotential hat. Bis in den November hinein blüht der schwarze Senf, Sinapis nigra.

Ab Oktober beginnt die Heizperiode. Nun hat die Hausstaubmilbe ihre Hochsaison und die Herbst-/Winterinfekte beginnen. Manchmal gehen die Nasensymptome ineinander über und man kann nicht mehr auseinanderhalten, ob der Patient unter Heuschnupfen, Hausstauball-ergie oder einem Infekt leidet. Auf eine gereizte, verletzte Schleim-haut durch Pollen kann sich eher ein Keim einnisten und einen Infekt verursachen, als auf eine gesunde Schleimhaut.

Pollenflugkalender

Der Pollenflugkalender (s. Abbildung Seite 30) beschreibt über das Jahr den Pollenflug der Pflanzen, Gräser und Bäume in einer Region. Er ist wetterabhängig und geographisch unterschiedlich. Im Radio und Internet ist der aktuelle Bericht täglich abrufbar. Den aktuellen Kalender finden Sie im Anhang „Adressen, die weiter helfen" als Link. Meinen Patienten habe ich immer geraten, Urlaube unter Berücksichtigung der dort herrschenden Vegetation zu planen. Zum Beispiel bei einer Allergie auf Raps in eine Region zu fahren, wo der Raps schon mit seiner Blüte durch ist oder noch gar nicht begonnen hat.

Pollenflugkalender

	Jan	Feb	März	April	Mai	Juni	Juli	Aug	Sep
Hasel	░	█	░						
Erle		░	█	░					
Ulme			░	█	░				
Birke			░	█	░				
Pappel			░	█	░				
Eiche			░	█	░				
Esche			░	█	░				
Raps			░	█	█	█	█	█	░
Roggen				░	█	░			
Flieder				░	█	░			
Walnuss				░	█	░			
Löwenzahn				░	█	█	░		
Fichte				░	█	█	░		
Tanne				░	█	█	░		
Gräser				░	█	█	█	░	
Spitzwegerich				░	█	█	█	░	
Weizen				░	█	█	█	░	
Linde					░	█	░		
Holunder					░	█	░		
Brennessel					░	█	█	█	█
Ambrosia							░	█	░
Beifuß							░	█	░

Heuschnupfen-Symptome

Klassische Symptome

Als **klassische Symptome** bei Heuschnupfen sind bekannt:

- Schwellung der Augenlider
- Jucken der Augen
- Augenbrennen
- Tränenfluss
- Rötung der Augen
- Jucken der Nase
- Niesen
- laufende oder/und verstopfte Nase
- Kribbeln im Rachen und Gaumen
- Juckreiz im Ohr
- Hautjucken
- Lichtempfindlichkeit
- Wund sein von Augen und Nase
- Hustenreiz und Heiserkeit

Die Stärke der Symptome hängt von der Tageszeit und dem Wetter ab. Die Patienten sind oftmals schlapp und leiden unter Kopfschmerzen. Diese **Begleiterscheinungen ähneln Grippesymptomen**. Manche Menschen sind unkonzentriert, schlafen schlecht und sind in ihrer **Leistungsfähigkeit eingeschränkt**. Dies kann zu Problemen im sozialen Umfeld führen - die Menschen ziehen sich zurück.

Allgemeine Symptome

Allergie bedeutet, mit Haut und Schleimhäuten zu reagieren. Andere **allgemeine Symptome**, die auf ein allergisches Geschehen hinweisen können:

- Schwindel
- Müdigkeit
- Bauchschmerzen, da die Darmschleimhaut auf verschluckte Pollen reagiert
- Durchfall
- Übelkeit
- Hautekzeme am Körper
- rissige Haut
- Muskelbeschwerden
- Aggression
- Schlafstörungen
- Hyperaktivität bei Kindern
- beschleunigter Puls
- Kopfschmerz
- Konzentrationsstörung
- Abgeschlagenheit
- eingeschränkte Leistungsfähigkeit
- eine bestehende Neurodermitis kann sich während der Pollenzeit verstärken

Symptomunterschiede zwischen grippalem Infekt und Heuschnupfen

Bei einem grippalen Infekt, meist ausgelöst durch Viren, beginnen die Symptome in der Regel plötzlich. Schüttelfrost, Kopfschmerz, leicht erhöhte Temperatur und Gliederschmerzen sind die ersten Anzeichen. Oftmals ist eine Verkühlung oder ein Kontakt zu einem Erkrankten vorausgegangen. Dann folgen entweder Halsschmerzen, Schnupfen und Husten. Der Volksmund sagt: „3 Tage kommt er, 3 Tage bleibt er und 3 Tage geht er."

Beim Heuschnupfen beginnen die Symptome meist auch plötzlich, aber mit Brennen und Jucken der Augen, Niesattacken und Nase jucken. Temperaturerhöhung und Halsschmerzen sowie Gliederschmerzen sind nicht typisch. Der Verlauf ist witterungsabhängig wechselnd. Ein Blick der Betroffenen auf den Pollenkalender bekräftigt meistens die Diagnose Heuschnupfen.

Unterschiede zwischen grippalem Infekt und Heuschnupfen in der Übersicht:

	Grippaler Infekt	Heuschnupfen
Plötzlicher Beginn	X	X
Auslöser / Ursache	meist Viren, Verkühlung	Pollen, Gräser, Pollenflug je nach Wetterlagen
Schüttelfrost	X	—
Erhöhte Körpertemperatur / Fieber	X	—
Gliederschmerzen	X	—
Halsschmerzen	X	—
Husten	X	(X)
Kopfschmerzen	X	(X)
Schnupfen / Niesen	X	X
Augensymptome	(X)	X
Nase juckt	—	X

Legende:

X = tritt häufig auf

(X) = tritt selten auf

— = tritt in der Regel nicht auf

Kreuzallergien

Bei vorhandener Pollenallergie können auch bestimmte Nahrungsmittel Probleme bereiten. Man spricht in diesem Fall von einer Kreuzallergie[8]. Eine Kreuzallergie tritt auf, wenn das Immunsystem eines Menschen auf ähnliche allergieauslösende Substanzen in verschiedenen Stoffen reagiert. Dies geschieht, weil bestimmt Proteine in unterschiedlichen Allergenquellen, strukturelle Ähnlichkeiten aufweisen. Ein klassisches Beispiel ist die Kreuzallergie zwischen Pollen und bestimmten Lebensmitteln: Menschen, die auf Birkenpollen allergisch sind, reagieren häufig auch auf Äpfel, Haselnüsse oder Karotten. Die Kreuzreaktion entsteht, weil die Proteine in diesen Lebensmitteln den Allergie auslösenden Proteinen in den Pollen ähneln, was zu allergischen Symptomen führen kann.

Die IgE Antikörper reagieren auf bestimmte Allergene und zusätzlich auch auf andere Stoffe. Fast jeder fünfte Heuschnupfen-Patient hat Kreuzallergien zu Nahrungsmitteln. So können beispielsweise Pollenallergiker auf Gräser und auch auf Erdnüsse, Soja, Tomaten und Roggen reagieren. Eine bekannte Kreuzallergie auf Birke ist Apfel. Hier heißt es ausprobieren, nicht jede Apfelsorte ist unverträglich. Schälen und Kochen lindert die Symptomatik. Manchmal werden die Äpfel nach der Pollensaison vertragen.

---

[8] s. Wörterbuch

Die Symptome der Kreuzallergien ähneln den Heuschnupfen Symptomen. Sie sind überwiegend lokalisiert in der Mundhöhle. Dort können sich juckende Bläschen entwickeln. Selten treten heftige Herz-Kreislaufsymptome oder sogar Atemnot auf.

Eine Tabelle von Kreuzallergien (s. Tabelle Seite 37 -39) ist angefügt. Es ist jedoch zu erwähnen, dass ständig neue Arten von Kreuzallergien bekannt werden.

Bei einer Allergie auf…	kann u. a. folgende Kreuzallergie bestehen
Gräser, Pollen, Getreide	Getreidekörner und Getreidemehle (Weizen, Roggen, Hafer), Erdnuss, andere Nüsse, Tomaten, Soja (auch in Salatsaucen), Esskastanie, Bohnen, Linsen, Erbsen, Bier, Honig, Melone.
Kräuter, Beifuß, Wegerich	Sellerie, Senf, Platane, Karotte, Curry, Fenchel, Koriander, Dill, Paprika, Kartoffel, Artischocke, Petersilie, Anis, Zimt, Kümmel, Kamille, Chili, Estragon, Thymian, Majoran, Oregano, Liebstöckel, Tomate, Apfel, Kiwi, Gurke, Löwenzahn, Melone, Honigmelone, grüner und schwarzer Pfeffer
Baumpollen wie Birke, Haselnuss, Erle, Buche	Aprikose, Banane, Pfirsich, Kirsche, Koriander, Pflaume, Zwetschge, Brombeere, Himbeere, Karotte, Sellerie, Avocado, Haselnuss, Erd-, Wal-, Paranuss, Kiwi, Mandarine, Mandel, Sellerie, Tomate, Koriander, Petersilie, Kartoffel, Soja und Gewürze. Äpfel (Granny Smith und Golden Delicious). Alte, heimische Apfelsorten (Gloster, Boskop) werden besser vertragen als Neuzüchtungen oder Importware. Durch Kochen werden die Allergene zerstört, daher ist meist Apfelmus verträglich
Apfel	Birkenpollen, Thunfisch, Aal, Lachs, Makrele, Forelle, Kartoffeln
Erbse	Sojabohne, Weiße Bohne, Erdnuss, Linse, Fenchel, Guarbohne, Lakritze, Johannisbrot
Platane	Hasel-, Erdnuss, Banane, Sellerie, Beifuß
Karotte	Sellerie, Anis, Apfel, Kartoffeln, Roggen, Weizen, Birkenpollen, Avocado, Ananas

Bei einer Allergie auf...	kann u. a. folgende Kreuzallergie bestehen
Sellerie	Anis, Koriander, Kümmel, Kreuzkümmel, Karotte, Dill, Liebstöckel, Fenchel Petersilie, Basilikum, Majoran, Oregano, Thymian, Pfefferminze, Salbei, Rosmarin
Knoblauch	Zwiebel, Spargel
Flieder	Esche, Ölbaum
Kiwi	Birke, Beifuß, Avocado, Haselnuss, Apfel, Karotte, Kartoffel, Roggen, Weizen, Latex
Haselnüsse	Birke-, Erlenpollen
Walnuss	Pekannuss
Cashewnuss	Mango, Pistazie
Mandel	Apfel, Erdbeere, Pfirsich, Kirsche
Erdnuss	Bohne, Erbse, Linse, Soja, Fenchel
Kokosnuss	Dattel
Sonnenblumensamen	Kamille, Beifuß (Vorkommen in Wurstwaren, Pasteten, Saucen)
Kuhmilch-Eiweiß	Ziegenmilch, Rind- und Kalbfleischprodukte (Gelantine), Joghurt, Quark, Buttermilch, Eis, (Vorkommen auch in Backwaren, Brot und Fertigwürsten)
Vogelfedern & Vogelstaub	Geflügelfleisch, Eierprodukte
Fisch-Eiwei	Geflügel, Hühnerei (Fischmehl als Futter für Geflügel)
Katzenhaare	Meerschweinchen, Hamster, Mäuse

Bei einer Allergie auf...	kann u. a. folgende Kreuzallergie bestehen
Hausstaubmilben	Schnecken, Muscheln, Shrimps, Garnelen, Hummer, Krabben
(Natur-) Latex	Vorkommen in Luftballons, Schnullern, Kondomen, Gummibällen und -bändern, Turnmatten, Radiergummis, Briefmarken, Schuhen, Matratzen, Farbe, Textilien, BHs, Pflastern, Kompressionsstrümpfen, medizinischen Geräten. Nahrungsmittel (Kreuzallergie) wie Banane, Papaya, Ananas, Spinat, Kartoffel, Tomate, Melone, Grapefruit, Orange, Buchweizen, Beifuß, Sellerie, Maracuja, Acerola-Kirsche (auch in Multivitaminsäften) meiden. Enzyme wie Bromelain, Ficain, Papain in Lebensmitteln und Medikamenten meiden. Ambrosia, Gummibaum, Ficus Benjamin und andere Pflanzen der Gattung Ficus (Ursache oft von Hustenreiz bei Aufenthalt im Großraumbüro mit diesen Pflanzen!)

Stabile Allergene behalten in der Regel ihre Allergenität nach Zubereitung durch Erhitzen: Milch, Hühnereiweiß, Fisch, Getreide, Nüsse, Bohnen, Erbsen, Sellerie. Sie weisen oft neben den lokalen Reaktionen (Brennen im Mund) systemische Reaktionen - den ganzen Körper betreffend - auf.

Labile Allergene äußern sich meist nur durch lokale Reaktionen, werden beim Kochen zerstört und sind dann oft verträglich (z. B. bei Apfel, Karotte, Tomate).

Allergiediagnostik

Welche Möglichkeiten hat die Schulmedizin, die Allergene zu bestimmen, die dem Körper schaden? Welche Teste machen Sinn? Welche Risiken haben die einzelnen Testverfahren? Welche Möglichkeit haben die alternativen Tests?

Diagnose Heuschnupfen

Zum Beginn einer Diagnostik sollte die **Anamnese** des Patienten stehen. Es ist eine systematische Befragung des Patienten durch den Arzt und die Schilderung des Patienten zu seinem Leiden und den Symptomen. In der Homöopathie ist diese sehr ausführlich, da so wertvolle Informationen für die Arzneifindung generiert werden.

Berichtet ein Patient über laufende Nase und juckende Augen im Frühjahr, so kann das kein Heuschnupfen auf Roggenallergene sein, sondern auf Frühblüher. Ein Abgleich des Pollenflugkalenders und dem Auftreten der Beschwerden lässt meistens schon die allergieauslösende Substanz eingrenzen und benennen.

Die **Heuschnupfensaison** beginnt je nach Temperaturen im Januar mit der Hasel. Sie und die Erle im Februar und März verursachen hauptsächlich Augenbrennen und Niesreiz.

Die Blüte der Birke folgt je nach Witterung von März bis April und ruft meistens Husten und bronchiale Reaktionen beim Menschen bis hin zum Asthma hervor.

Im Mai und Juni haben die Gräser Hochsaison. Die Patienten leiden unter Augenjucken, Niesreiz, Nase laufen und Schlappheit.

Im Juli und August steht in unseren Breiten der Beifuß und die Brennnessel in der Blüte, gefolgt vom zu erntenden Roggen. Die Symptome sind ähnlich wie bei den Gräsern mit Augenjucken und verstopfter Nase, doch meist mit nicht mehr so heftigen Reaktionen.

Bis in den November schickt der schwarze Senf seine Pollen auf Reise. Die Symptome der verstopften Nase sind dann nur schwer von denen der Hausstauballergie zu unterscheiden. Im Frühjahr dagegen ist es eindeutig: das Auftreten der Symptome bei der Milbenallergie ist in Räumen deutlich stärker und im Freien sind die Patienten symptomfrei.

Die **ärztliche Untersuchung** zur Befundaufnahme der Haut und Schleimhäute sollte folgen.

Konventionelle Testverfahren

Die konventionellen Testverfahren bestehen aus **Hauttests, Bluttests** und **biophysikalischen Tests.** Diese Tests dienen der alleinigen Diagnostik und stellen keine Therapie dar. Es sollte vor einem Test immer überlegt werden, welche Konsequenz das Ergebnis hat. Das Resultat ist auch immer nur ein "Foto" von dem Tag der Untersuchung. Das heißt, ein negativer Allergietest kann in der nächsten Saison positiv ausfallen.

Hierzu ein Beispiel aus meiner Praxis: Eine Familie wollte sich einen Hund anschaffen und ließ einen Allergietest für ihr Kind anfertigen. Dieser fiel negativ auf Hundeepithelien aus. Bereits nach 6 Monaten entwickelte dieses Kind jedoch eine starke Allergie auf den Hund. Die Art und Weise auf Allergene zu reagieren kann sich also plötzlich neu entwickeln, verschieben, vermindern und verändern.

Der am häufigsten angewandte Test ist der **Pricktest.** Wie der Name schon sagt, wird nach Aufbringen verschiedener Allergenlösungen die Haut unter dem Tropfen angeritzt, so dass die Substanz in die Haut eindringt. Nach kurzer Zeit von 20-30 Minuten kann der Arzt das Ergebnis in Form der Hautreaktion ablesen. Getestet wird immer als Probe zusätzlich noch Kochsalz und Histamin.

Beim **Scratch-Test** wird zuerst die Haut eingeritzt und dann das Allergen aufgetragen.

Beim **Reibtest** werden z. B. Tierhaare auf der Haut kräftig gerieben und lösen gegebenenfalls eine allergische Hautreaktion aus. Dieser wird bei einer Allergie vom Soforttyp (Typ-I-Allergie) angewandt.

Beim **Intrakutantest** werden Allergenlösungen in die Haut (Lederhaut) gespritzt und nach 20 Minuten, 8 Stunden oder 2 Tagen die Hautreaktionen abgelesen. Dies wird bei schwachen Allergenen wie Hausstaubmilbe angewandt.

Beim **Epikutantest,** der sich hauptsächlich zur Diagnostik von Kontaktekzemen eignet, werden Läppchen getränkt mit Allergentestlösungen auf die Haut geklebt. Nach 48 und 72 Stunden werden die Hautreaktionen abgelesen.

Bei all diesen Tests ist die ärztliche Aufsicht wegen der Gefahr einer massiven allergischen Reaktion oder sogar eines lebensbedrohlichen Schocks erforderlich. Gerade beim **Provokationstest** der Schleimhäute ist Notfallbereitschaft angezeigt. Der Arzt sprüht maximal 2 zu testende Allergieauslöser in einer Sitzung auf die

Schleimhäute in die Nase oder der Patient inhaliert die Stoffe, die über die Bronchialschleimhaut aufgenommen werden. Bei einer Allergie auf die Testsubstanzen kann es zu einer Schleimhautanschwellung der Nase oder Bronchien kommen.

Bluttest

In der laborchemischen Austestung wird einmalig venöses Blut abgenommen und im Labor untersucht. Die Risiken und unangenehmen Nebenwirkungen der Hauttests entfallen. Die Bluttests sind schonender für den Patienten. Gemessen werden über Labordiagnoseverfahren wie den RAST (Radio-Allergo-Sorbent-Test) und RIST (Radio-Immuno-Sorbent-Test) Test die Immunglobuline vom Typ E, die für akute Allergien stehen und über den ELISA Test (enzyme-linked immunosorbent assay) das Immunglobulin G, das bei Nahrungsmitteln eher für eine chronische Immunreaktionen steht. Die gemessenen Immunglobuline sind Antikörper, die der Körper gegen Allergene gebildet hat. Leider kann es auch hier zu falsch positiven Ergebnissen kommen. Denn es sagt nur aus, dass der Patient sensibilisiert ist auf ein Allergen. Er muss nicht zwingend darauf heftig reagieren.

Biophysikalische Tests

Die biophysikalischen Tests sind meist nicht wissenschaftlich anerkannt, sind aber ungefährlich und schmerzfrei für den Patienten, einfach durchführbar und haben nach meiner Beobachtung eine hohe Treffsicherheit.

Bei der **Elektroakupunktur nach Voll** (EAV) und dem **Vega-Test** Verfahren werden an Akupunkturpunkten Widerstandsmessungen der Haut (meistens an der Handfläche) durchgeführt. Die zu testende Substanz ist im Gerät zur jeweiligen Prüfung integriert.

Der **kinesiologische Muskeltest** dient als diagnostisches Verfahren, bei dem man die nachlassende Muskelkraft bei dem Kontakt mit dem Allergen nachweist. Diese Testmöglichkeit erfordert einen gut ausgebildeten und erfahrenen Tester.

Bei dem **Pulstest nach Loca** und dem **RAC Test** (auriculo-cardialer Reflex) werden Pulsschlag und Pulsstärke nach Kontakt mit dem Allergen gemessen. Auch diese Testung erfordert viel Erfahrung des Untersuchers. Die letzten beiden Testverfahren werden gerne bei Nahrungsmittelunverträglichkeiten eingesetzt.

Schulmedizinische Therapie

Die schulmedizinischen Medikamente für den Heuschnupfen haben mehr oder weniger Nebenwirkungen. Die meisten Mittel machen auch in der 2. und 3. Generation der Entwicklung noch müde. Sie lindern die Symptome des Heuschnupfens, aber heilen die Allergie nicht aus.

Mastzellstabilisatoren zur Vorbeugung oder Dauertherapie

Diese Mittel reduzieren bei einer allergischen Reaktion die Ausschüttung von Histamin aus den Mastzellen, in dem sie die Zellmembran stabilisieren. Sie wirken vorbeugend und werden über einen längeren Zeitpunkt lokal eingenommen. Als Nebenwirkung ist eine Reizung der Schleimhäute bekannt. Auf dem Markt sind u. a. folgende Substanzen erhältlich: Cromoglycin, Nedocromil.

Antihistaminika

Antihistaminika, auch **Histamin-Rezeptorblocker** oder **Histamin-Rezeptorantagonisten** genannt, sind Substanzen, welche die Wirkungen des körpereigenen Gewebshormons Histamin an den Rezeptoren blockieren. Die H1- (z. B. Cetirizin) und H2- (z. B. Ranitidin) Rezeptorantagonisten werden bei Allergien therapeutisch lokal respektive systemisch in Tablettenform eingesetzt. Mittlerweile ist die 2. und 3. Generation der Mittel auf dem Markt. Sie machen aber meist müde, vermindern die Fahrtauglichkeit und wirken oft nur unzureichend. *Vorsicht mit Grapefruitsaft! Dieser kann die Wirkung von Antihistaminika beeinflussen.*

Kortison

Kortison ist ein Wirkstoff aus der Gruppe der Glukokortikoide. In schweren und heftigen Fällen bei einer Allergie und Asthma wird Kortison auch in Kombination mit einem Antihistaminikum verordnet.

Kortison unterdrückt die überschießenden Immunreaktionen des Körpers und hilft bei allergischen Reaktionen. Es wirkt somit antiallergisch und lindert die allergischen, entzündlichen Prozesse. Vorsicht ist geboten, wenn Kortison über einen längeren Zeitraum eingenommen wird. Dann sollte ein Arzt die Einnahmeindikation und Dosierung regelmäßig kontrollieren.

Spezifische Immuntherapie (SIT)

Die spezifische Immuntherapie wird auch als Hyposensibilisierung bezeichnet. Sie heißt deshalb spezifisch, weil der Patient mit genau den Allergenen behandelt wird, die ihm zu schaffen machen. Diese Therapie wird beim Typ I angewendet. Schulmedizinisch ist dies die einzige kausale Therapie, das heißt, es wird die Überreaktion des Immunsystems behandelt. Durch die allmähliche Konzentrationssteigerung des Allergens über einen längeren Zeitraum soll der Körper sich langsam an das Allergen gewöhnen und eine überschießende Reaktion ausbleiben. Die Allergene werden über ca. 3 Jahre dem Patienten quasi wie eine Impfung unter die Haut injiziert. Diese Therapie birgt das Risiko des allergischen Schocks und sollte nur in Notfallbereitschaft durchgeführt werden.

Spezifische sublinguale Immuntherapie (SLIT)

Diese Therapie ist in den letzten Jahren neu hinzugekommen und unterscheidet sich von der obigen SIT dadurch, dass die Allergene in Form von Tropfen oder Schmelztabletten unter der Zunge appliziert werden. Die Nebenwirkungen sind deutlich geringer und der Patient kann das Medikament allein zuhause einnehmen. Auch hierbei wird als Therapiezeitraum 3-5 Jahre angegeben. Diese Form der Therapie ist zurzeit nur möglich bei einer saisonalen Mono-Allergie wie einer Allergie auf Gräser oder nur auf Frühblüher.

SLIT und SIT eignen sich nicht zur Anwendung für Kinder unter 5 Jahren, Schwangeren, Krebspatienten, Patienten mit schwachem Immunsystem, Herz-Kreislauferkrankungen und Nierenleiden.

Was sollte man meiden?

Auf dem Markt sind Präparate erhältlich, die lokal auf die Nasenschleimhaut aufgetragen durch **Aluminiumverbindungen** als Inhaltsstoffe die Gefäße verengen. Wir wissen heute, dass Aluminium für unseren Körper schädlich ist (Aluminium als Ursache für Alzheimer Erkrankung wird diskutiert, ebenso Brustkrebsrisiko bei Deos).

Achtung: **Lokal wirksame Nasensprays und Nasentropfen** sollten nie länger als 3 Wochen verordnet werden, da die Gefahr der Abhängigkeit besteht und die Nasenschleimhaut angegriffen wird.

Visionen in der Heuschnupfenbehandlung

Zurzeit arbeiten mehrere Institute und Universitäten an neuen Therapieformen auf dem Gebiet der Allergien. Denn genügend Patienten stehen in den Startlöchern. Ein Impfstoff für Birkenallergiker (BM32) ist ein hochmoderner Impfstoff auf Basis der Gentechnik und wird in Wien erforscht und hergestellt. Ein Impfstoff gegen Katzenallergien mit 4 Injektionen über 12 Wochen steht in England kurz vor dem Praxiseinsatz. Die dänische Universität Aarhus entwickelt eine Immuntherapie, bei der Präparate direkt in die Lymphknoten gespritzt werden, um die Symptome zu lindern.

Naturheilkunde und andere Verfahren

Die Therapieformen wirken nicht unterdrückend und haben oftmals keine Nebenwirkungen, jedoch helfen sie meistens nicht so schnell und nachhaltig, sodass der Patient gefordert ist, sich mit dem Thema Allergie weiter auseinander zu setzen.

Eigenbluttherapie

Erwähnenswert ist die **Eigenbluttherapie**, bei der dem Patienten Blut aus der Armvene entnommen wird. Dieses Blut wird aufgearbeitet und eventuell mit Medikamenten versetzt. Anschließend wird dem Patienten dies auf die Haut aufgetragen oder intramuskulär injiziert. Die Behandlung sollte im Idealfall vor der Heuschnupfensaison beginnen, in 1-2 wöchentlichen Sitzungen über mehrere Wochen. Eine individuelle Fortführung wird durch den Arzt festgelegt und der Beginn kann auch während der Heuschnupfenzeit sein. Diese Form der unspezifischen Reiztherapie stimuliert das Immunsystem und soll die Selbstheilungskräfte im Körper anregen.

Bioresonanztherapie

Die Bioresonanztherapie ist eine computergesteuerte Schwingungstherapie. Die elektrischen Ströme im Körper werden in Form von Schwingungen über Elektroden abgeleitet, im Gerät umgewandelt und dem Körper als therapeutische Schwingungen über Elektroden wieder zugeführt. Die Selbstheilungskräfte werden somit angeregt. Patienten haben nach dieser vorangegangenen Behandlung berichtet, dass in einigen Fällen nach einer zunächst sichtbaren Besserung der Symptomatik, eine Verschiebung des Allergiespektrums eintrat.

Darmsanierung

Bei der Darmsanierung gibt es verschiedene Therapieansätze. Grundgedanke ist die Immunabwehr des Darmes zu stärken und überschießend gewachsene Pilze und Keime zu minimieren. Wird jedoch der Zuckerkonsum nicht vom Speiseplan gestrichen oder drastisch eingeschränkt, ist die Darmflora schnell wieder im vorigen Zustand.

Gencydo 3 %

Gencydo 3 % ist ein Mittel aus der anthroposophischen Medizin bestehend aus Zitronensaft und Quittenextrakt. Es wird injiziert oder inhaliert über 2-3 Jahre und soll das Gleichgewicht im Körper wiederherstellen helfen.

Akupunktur

Die Akupunktur hat in dem Bereich Heuschnupfen als Reiztherapie ihren Stellenwert. Sie sollte von einem erfahrenen Arzt ausgeführt werden und verläuft über einen längeren Zeitraum. Die zu behandelnden Punkte bei der Heuschnupfentherapie liegen überwiegend im Gesicht. Ziel ist es, den Körper in seiner eigenen Abwehr zu aktivieren.

Mittel zur Immunstärkung

Wirkstoffe zur Immunstärkung fördern die Abwehrkräfte und unterstützen das Immunsystem. Die Präparate sollten nach ärztlicher Absprache eingenommen werden. Eine Blutuntersuchung zur Feststellung eines Mangels sollte vorab erfolgen.

Hier die Liste der Präparate, die helfen können, das Immunsystem zu stärken, wie aus vielen Veröffentlichungen hervorgeht:

- Vitaminpräparate mit Vitamin C
- Spurenelemente wie Zink, Selen und Mangan
- Probiotika für den Darm wie Milchsäurebakterien
- Mineralstoffe wie Magnesium (Histaminausschüttung wird reduziert) und Kalzium
- Enzympräparate
- Gamma-Linolensäure wie Schwarzkümmelöl (wirkt antiallergisch und Immunsystem stärkend) und Nachtkerzenöl

Maßnahmen zur Symptomreduktion bei Allergien - so können Sie Ihr Umfeld anpassen

In diesem Kapitel werden hilfreiche Tipps und Maßnahmen aufgezeigt, die in dem Umfeld eines Heuschnupfen Patienen umgesetzt werden können. Auch hier ist das Regenfass von Seite 27 wieder anschaulich als Beispiel zu nutzen. Denn je mehr in der Umgebung und im täglichen Ablauf verbessert wird, desto größer ist die Chance allein durch diese Maßnahmen die Symptome zu lindern.

Zu meidende Lebensmittel

Unsere Ernährung hat immensen Einfluss auf unsere Gesundheit. Es folgt eine Übersicht an Lebensmitteln, die gemieden werden sollten:

- **Nahrungsmittel mit einem hohen Histamingehalt:**
    - **Fisch**: Thunfisch, Schwertfisch, Makrele, Hering, Sardine, Lachs, konservierte Meeresfrüchte
    - **Gemüse**: Sauerkraut, Aubergine, Tomaten
    - **Obst**: Erdbeeren, Weintrauben
    - **bestimmte Käsesorten:** Hartkäse, Parmesan, Blau-Schimmelkäse, Roquefort, Emmentaler
    - **Hefe**

- **Eier**
- **Alkohol**: Rotwein, Weine wie Chianti, Burgunder, Bier
- **Fleisch**: Rohwurst, geräuchertes Fleisch, Schweinefleisch
- **Hülsenfrüchte**
- **Weizenprodukte**
- **Schokolade**
- **Essig**
- **schwarzer Tee**

- **Chemische Nahrungsmittelzusätze** sollten gemieden werden:

  - Benzoesäure
  - Sorbinsäure
  - Natriumglutamat
  - Sulfit
  - künstliche Farb- und Aromastoffe
  - Säuerungsmittel
  - Emulgatoren
  - Süßstoffe
  - Konservierungsstoffe
  - Verdickungsmittel

- **Kuhmilch**: Vermeiden Sie Kuhmilch - zumindest während der Heuschnupfenzeit! Häufig liegt nämlich bei den Betroffenen eine versteckte Milchunverträglichkeit vor, die sonst nicht in Erscheinung tritt. Doch mit der Pollenbelastung läuft das "Fass" über. Entlastet man den Körper von diesem Faktor das Eiweiß im Darm zu spalten, so wird der Allergiker besser mit den Pollen fertig. Viele Heuschnupfen Patienten haben während ihrer

Saison Bauchschmerzen, die Pollen reagieren mit der Darm-schleimhaut. Als Alternativen bieten sich Ziegen-, Mandel-, Ha-fer-, Hanf-, Soja- und Reismilch an. Ebenso werden Sauer-milchprodukte wie Kefir und Joghurt oft besser vertragen.

- **Verarbeitete Lebensmittel:** Nehmen Sie keine Fertiggerichte zu sich und essen Sie möglichst unverarbeitete Lebensmittel
- **Zucker**: Reduzieren Sie Zucker und Weißmehlprodukte
- **Getränke**: Zuckerhaltige Getränke wie Limonaden und Kaffee meiden

Empfohlene Lebensmittel

Zur Linderung des Heuschnupfens ist eine basische, vitaminreiche, frische, saisonale und abwechslungsreiche Ernährung wie frisches Obst (rote und dunkle Beeren), grünes Gemüse, Leinsamen, Kräuter, Vollkornprodukte und die nachfolgend aufgelisteten Nahrungsmittel generell empfehlenswert. Grundsätzlich sollte man naturbelassene und unbehandelte Lebensmittel zu sich nehmen, die nicht weiterver-arbeitet sind. Vitamine und Mineralien in den Lebensmitteln stabili-sieren die Schleimhäute, verhindern die Histaminausschüttung, bin-den Histamin oder helfen es abzubauen.

- **Vitamin C** (als Antioxidans): Hemmt die Histaminausschüt-tung und stärkt die Abwehr: es kommt vermehrt vor in Acerola, Sanddorn, Broccoli, Rosenkohl, Orangen, Grapefruit, Paprika,

Kiwi, schwarze Johannisbeeren. Achtung: manche Menschen reagieren auf Vitamin C mit Hautreizungen!

- **Vitamin B6**: in Haferflocken und Vollkornreis

- **Magnesium** (verhindert die Abgabe von Histamin in den Blutkreislauf): Weizenkleie, Sonnenblumenkerne, Walnüsse

- **Kalzium**: in Joghurt, Camembert, Soja

- **Selen**: in Sesam, Paranüsse, Kokos

- **Zink**: Rindfleisch, Linsen und Vollkornbrot

- **Mangan**: in Haferflocken, Weizenkleie, Reis und Haselnüssen

- **Flavonoide und Carotinoide** wirken antiallergisch, antioxidativ, antiphlogistisch, antikanzerogen. Sie sind in Grünkohl, Petersilie, Brennnessel, Holunderbeeren, rotem Gemüse.

- Grünkohl und Broccoli enthalten den Stoff **Quercetin**, der als Antioxidans ähnlich wirkt wie ein Antihistaminikum.

- Lebensmittel mit **entzündungshemmenden Antioxidantien und Omega-3-Fettsäuren**: Olivenöl, Leinöl, Walnüsse

- **Getränke**: Trinken Sie Wasser oder Tees z. B. Brennnesseltee zur Immunstärkung und Entgiftung oder Grünen Tee.

- **Honig**: Drei Monate vor dem voraussichtlichen Ausbruch der Heuschnupfensymptome ist nach jeder Mahlzeit ein Esslöffel Honig zu nehmen (am besten Wabenhonig) und einen weiteren in einem halben Glas Wasser aufgelöst abends vor dem Schlafengehen.

Zwei Wochen vor dem möglichen Heuschnupfenbeginn sollten morgens vor dem Frühstück und abends vor dem Schlafengehen zwei Teelöffel Obstessig in einem Glas mit Wasser getrunken werden. Damit sollte während der ganzen Heuschnupfenzeit fortgefahren werden. Ebenso ist mit der Einnahme eines Esslöffels Honig nach dem Mittag- und Abendessen fortzufahren.

So oft es sich am Tage nötig erweist, Bienenwaben kauen wie oben beschrieben, um die Nase frei und trocken zu halten.

Honig ist ein natürliches Hyposensibilisierungsmittel, denn Honig beinhaltet immer Pollen, die durch die Bienen schon aufgearbeitet sind. Er sollte möglichst aus der heimischen Umgebung kommen. Bitte vorsichtig bei den ersten Einnahmen, denn auch auf Honig können Allergiker reagieren.

Vorsicht bei möglichen, individuellen Kreuzallergien!

Allgemeine Maßnahmen

Allgemeine Maßnahmen, die helfen können:

- **Auf Kreuzreaktionen achten**, das heißt z. B. als Birkenallergiker rohe Äpfel und anderes Kernobst meiden.

- **Duftstoffe**: Prüfen Sie Parfüm und Deodorants auf Blütenzusätze.

- **Tierhaare**: Schaffen Sie sich kein Haustier mit Fell an und achten Sie auf tierhaarfreie Bettwäsche, Decken und Matratzen.

- **Eincremen**: Die Nasenschleimhaut mit Vaseline einreiben, dann bleiben die Pollen dort haften und dringen nicht weiter ein.

- **Bienenwaben**: Kauen Sie so oft wie möglich Bienenwaben, dadurch kann die Nase frei werden. Ein Stück Bienenwabe, welches der Größe eines 2-Cent Stückes entspricht, kauen Sie jeweils für 15 Minuten im Mund, bis zu viermal täglich. Vielen Pollenallergikern hilft diese Methode, da der darin enthaltene Pollen in seiner Wirkung abgeschwächt ist und so die Unempfindlichkeit fördert.

- **Zedernöl, Zypressenöl**: Dem Zedernöl und dem Zypressenöl wird eine positive Wirkung auf die Reduktion der Histaminausschüttung zugeschrieben. Entweder wird eine tropfenweise innerliche oder äußerliche Anwendung empfohlen.

- **Malvenblüten** mit einer Alkohollösung versetzt wirken tropfenweise eingesetzt Schleimhaut schonend. Malventinktur gibt es fertig zu kaufen und wirkt reizmildernd und schleimhautschützend.

- **Schwarzkümmelöl** vor der Pollensaison einnehmen.

- **Nasya Öl** (Sesamöl aus der Ayurveda-Medizin): damit morgens die Nasenlöcher einreiben.

- **Honig-Kurkuma-Wasser**: 1 Teelöffel Gelbkurz (Kurkuma) und 1 Teelöffel Honig in einem Liter lauwarmen Wasser lösen und 2-3-Gläser täglich trinken.

- **Immunsystem und die Psyche stärken**: Ziel ist es, den Körper und dessen Abwehrprozesse zu stärken. Wir können z. B. nicht alle Birken in unserer Umgebung abholzen, aber wir können unser Immunsystem stärken, dass es diesem Pollenflug mit möglichst intakten Abwehrsystemen begegnet (s. auch Kapitel „Psyche und Allergie"):

  - Innere Ausgeglichenheit und eine positive Lebenseinstellung stärken Körper und Geist.

  - Überfordern Sie sich nicht mit Ihrem täglichen Tagwerk, eine permanente Überforderung ist Dauerstress.

  - Bringen Sie Ordnung in Ihren Tagesablauf. Ist die Psyche im Gleichgewicht, bedeutet dies eine enorme Stärkung des Immunsystems.

  - Vermeiden Sie Stress und sportliche Höchstleistungen während der Heuschnupfenzeit.

- Sorgen Sie für ausreichenden Schlaf.
- Zudem können regelmäßige Saunabesuche die Gefäße trainieren und stärken die Immunabwehr.

- **Bewegung**: Bewegen Sie sich an der frischen Luft. So wird der Kreislauf und Stoffwechsel angeregt und die Schleimhäute werden besser durchblutet.

- **Stillen**: Kinder, die an Allergien erkrankte Eltern haben, sollten so lang wie möglich gestillt werden. Die Muttermilch ist geradezu ein Immuncocktail bestehend aus Antikörpern der Mutter. Daher werden viele Babys nach dem Abstillen sehr infektanfällig. Ist Stillen nicht möglich, sollten die Kinder kuhmilchfreie Ersatznahrung gefüttert bekommen (bitte bei Apotheken und Kinderärzten nachfragen). Bei älteren Kindern kann man Johannisbrotkernmehl oder Ziegenmilch probieren. In einer Wohnung mit Kindern sollte nicht geraucht werden. Die Nahrungsmittel, die ein hohes Allergenpotential haben, sollten im ersten Lebensjahr gemieden werden: Kuhmilch, Weizen, Nüsse, Tomaten, Fisch und Erdbeeren.

Eine bestehende Allergie kann durchaus symptomfrei verlaufen, wenn das Immunsystem gestärkt und im Gleichgewicht ist. Denn Stress, Konflikte, Verlusterlebnisse und Ängste können die Symptomatik verstärken. Entspannungsübungen können die allergischen Reaktionen abschwächen.

Tipps zur Vermeidung des Pollenkontaktes

- Planen Sie keine Veranstaltungen, Waldläufe und Radtouren während der entsprechenden Saison auf blühenden Wiesen, Getreidefeldern etc.

- Pollenflugkalender verfolgen und danach Aktivitäten planen.

- Urlaubsort pollenarm planen, z. B. ins Hochgebirge oder an die See fahren, nicht an Binnenseen, dort wachsen meist viele Gräserarten!

- Grasflächen so kurz mähen, dass die Blüten und somit die Pollen nicht entstehen können.

- keine Feldblumensträuße in die Wohnung stellen.

- Gartenarbeit vermeiden, als Allergiker keinen Rasen mähen oder Hecken schneiden.

- Spaziergänge, wenn möglich, nach einem starken Regenschauer, wenn der Regen die Luft von Pollen gereinigt hat.

- Beim Autofahren Fenster geschlossen halten, noch besser Pollenfilter einbauen lassen.

- Kleidung nicht draußen lüften oder nach dem Waschen draußen zum Trocknen aufhängen.

- Kleidung abends nicht im Schlafzimmer ausziehen und aufhängen, so bleibt das Schlafzimmer pollenfrei.

- Vor dem Schlafengehen duschen, Haare waschen oder durchspülen, denn die Pollen, die sich tagsüber auf das Haar gelegt haben, kontaminieren das Kopfkissen.

- Nachts Fenster geschlossen halten evtl. Pollengitter am Fenster anbringen.

- Räume zu pollenflugarmen Zeiten lüften zwischen 18 und 24 Uhr in ländlichen Gebieten und in den Städten zwischen 6 und 8 Uhr.

- elektrische Luftreiniger in den Zimmern aufstellen.

- Nicht mit den Händen die Augen reiben (es können Pollen an den Händen haften) und häufig Hände waschen.

- Nasenspülung mit Kochsalz, Nasendusche oder Nasenpflege mit Öl. In der Heuschnupfenzeit hat sich die Nasenspülung mit Kochsalz sehr bewährt. Die fertige Vorrichtung gibt es in den Apotheken zu kaufen. Sie ist leicht und lässt sich überall hin mitnehmen. Jeweils morgens und abends angewendet lindert es die Beschwerden, denn die Pollen, die sich in der Nase festgesetzt haben, werden förmlich herausgespült und die Nasenschleimhaut mechanisch gereinigt. Zugleich wird die Schleimhaut befeuchtet. Man verwendet isotonische Kochsalzlösung 0,9 %, kauft fertig portionierte Beutel mit Salz zum Spülen oder stellt sich die Lösung selber her. Sie können in einem Liter lauwarmen Wasser einen Teelöffel Speisesalz unterrühren.

Wer mit der Nasendusche nicht zurechtkommt, kann fertige

isotone Nasensprays kaufen oder mit Kochsalz inhalieren. Nach einer Nasendusche hat es sich bei Erwachsenen bewährt, die Nasenschleimhaut mit Öl (Sesamöl) einzureiben.

- Lokale Therapie: Nasenreflexöl nach Packungsanleitung angewendet, kann die Symptomatik lindern.

- Nasenschleimhaut mit Vaseline oder Koksöl einreiben, um Pollen abzufangen.

- Mit Nasensalbe aus Dexpanthenol die Nasenschleimhaut einreiben, es unterstützt die Heilung der angegriffenen Nasenschleimhaut.

- Pestwurztabletten können entzündungshemmend und antiallergisch wirken.

- Gegen Verschleimung kann Inhalation mit Dill- oder Fenchelöl helfen.

- Ausreichende Wasserzufuhr hält die Schleimhäute feucht und reinigt den Körper (nicht nur während der Heuschnupfenzeit)

- Aus der ayurvedischen Medizin wird der Zitrone eine adstringierende (zusammenziehende) und der Quitte eine Schleimhaut schonende Wirkung nachgesagt. Es gibt Heuschnupfensprays mit diesen Inhaltsstoffen auf dem Markt.

Die homöopathischen Arzneien

In der Homöopathie ist für die Mittelfindung der Pollenflugkalender nicht entscheidend, sondern die individuellen Symptome, die der Patient aufweist.

Der Arzt Dr. Samuel Hahnemann (1755 - 1843) hat dieses Heilverfahren beschrieben. Er stellte die Ähnlichkeitsregel auf: "Simila similibus curentur" (Ähnliches möge durch Ähnliches geheilt werden). Die Homöopathie verwendet Arzneien aus dem Pflanzen-, Mineral- und Tierreich. Die hervorgerufenen Symptome am Gesunden, ausgelöst durch hohe Konzentrationen mit diesen Reinsubstanzen, ähneln den Krankheitssymptomen des Erkrankten. So hat Dr. Hahnemann dem Kranken die jeweils ähnliche Substanz hoch verdünnt verabreicht und den Patienten geheilt, indem er die Selbstheilungskräfte aktiviert hat. Die Verdünnungen hat er nach einem aufwendigen Verfahren "Potenz" genannt. Als Darreichungsform stehen Globuli (Streukügelchen aus Saccharose) Tropfen (aus Alkohol) und Tabletten (aus Weizenstärke und Magnesiumstearat) zur Verfügung.

Für die Wahl der Arznei sind die objektiven, sichtbaren Symptome entscheidend. Genauso wichtig sind die sogenannten Modalitäten. Dies sind die subjektiven Empfindungen des Kranken und Angaben unter welchen Bedingungen sich der Zustand verbessert oder verschlechtert.

Einnahme der homöopathischen Arzneien

Rund um die Einnahme

Mit den folgenden Hinweisen zur Behandlung akuter Krankheits-
zustände biete ich Ihnen gleichzeitig eine Mittelzusammenstellung
an, die sich seit Jahren bewährt hat. Sie haben die Möglichkeit, bei
akuten Beschwerden sofort zu handeln. Bei schweren Krankheitsbil-
dern und Komplikationen muss unbedingt ein Arzt konsultiert werden. Als Darreichungsform gibt es Kügelchen (Globuli), die ich gerne verwende, aber auch Tropfen mit Alkohol (bei Behandlung mit
Kindern nicht zu empfehlen) und Tabletten (groß und für manche
Patienten schlecht zu schlucken). Die Wirkung ist bei allen Darrei-
chungsformen gleich. Also keine wirkt schneller oder besser.

Welche Potenz verwenden?

Die Kügelchen (Globuli) werden im Akutfall, wenn nicht anders
erwähnt in der **D12 Potenz** verordnet. Sollte diese Potenz abwei-
chen, wird es extra erwähnt.

Einnahme der Globuli

Pro Einnahme (Gabe) **2 Kugeln (Globuli)** auf einer „neutralen"
Zunge (Einnahme 10 Minuten vor oder nach dem Essen sowie 10
Minuten vor oder nach dem Zähneputzen) im Mund zergehen lassen,

3 x 2 Globuli täglich, eventuell eine Auflösung bei heftigen Symptomen (s. folgenden Abschnitt).

Auflösung der Globuli

5 Globuli in einem Glas Wasser (ca. 100 ml Quellwasser ohne Kohlensäure oder abgekochtes Leitungswasser) auflösen lassen, mit einem Plastiklöffel verrühren (verkleppern) und jeweils vor jedem Schluck wieder verkleppern. Dosierung: alle Stunde einen Schluck, bei eintretender Besserung die Einnahmehäufigkeit verringern, d. h. seltener, nur noch alle 2-3 Stunden, einen Schluck einnehmen.

Lagerung der Arzneien

Bewahren Sie die homöopathische Arznei an einem Platz auf, der vor Sonneneinstrahlung und Hitze geschützt ist sowie entfernt ist von starken Stromquellen, Elektrosmog (Funkwecker, Handy, PC, Mikrowelle etc.), Parfüm und Deodorants (Kulturtasche), Gewürzen und Tees, also Stoffen mit stark duftendem Geruch.

Aufbewahrung von homöopathischen Arzneien im Flugzeug

Alle Gepäckdurchleuchtungsgeräte (z. B. an Flughäfen) sowie die Höhenstrahlung im Flugzeug schaden ebenfalls den homöopathischen Arzneien. Benutzen Sie als Schutz eine Metallbox, einen Foto Safe oder umwickeln Sie die Arzneien mit Alufolie.

Die homöopathischen Arzneien sind in Apotheken auch ohne ärztliches Rezept erhältlich.

Rezept über eine homöopathische Arznei (Beispiel):

Allium cepa (Name der Arznei)

D 12, Globuli, 10 gr. (Potenz, Darreichungsform, Menge),

evtl. Hersteller

Dosierung 3x2 Globuli tägl.

Name des Patienten

Die homöopathischen Arzneien bei Heuschnupfensymptomen im Überblick alphabetisch sortiert

Es werden auf den folgenden Seiten die Arzneien vorgestellt, die einen Bezug zum Heuschnupfen haben wegen ihrer Affinität zu den Organen (Augen, Nase, Gaumen) und den Symptomen, die sie auslösen (niesen, jucken, Schwellung). In der Schulmedizin bekommen die Patienten häufig ein Antihistaminikum verordnet. In der Homöopathie schaut man genau hin und verordnet eine individuell passende Arznei.

Akute Erkrankungen werden in D 12 Potenzen behandelt wie die akute Heuschnupfen Symptomatik in der akuten, saisonalen Zeit. Es sollte dieses tiefgreifende Geschehen der Allergie mit einem Konstitutionsmittel[9] in einer höheren Potenz behandelt werden. Dazu sollte man einen erfahrenen Homöopathen zu Rate ziehen.

Ich habe es immer wieder beobachten können, dass homöopathische Patienten ein sehr gutes Körpergefühl entwickelt haben und achtsamer mit den Signalen ihres Körpers umgegangen sind.

Hinweise zur Spalte „mit Asthma" und „Niesen": x bedeutet selten, xx häufig, xxx sehr häufig. Leer bedeutet, dass Asthma im homöopathischen Arzneimittelbild so gut wie nicht vor kommt.

---

[9] s. Wörterbuch

	Leitsymptom	Modalität	Jahreszeit	Augen	Nase	Jucken	Schwellung	Niesen	mit Asthma
Allium cepa	lichtempfindlich	warmes Zimmer schlecht, im Freien besser	im Frühling und August	Mildes Sekret	Sekret wundmachend			beim Betreten eines Zimmers, morgens	
Aralia racemosa	Schnupfen schmeckt salzig	Liegen verschlechtert	Frühling		wässriger Schnupfen, salzig schmeckend, auch Nase verstopft			mit Schnupfen	
Arsenicum album	Brennen, Tauben-/Vogelallergie, allgemeine Unruhe	Kälte schlecht, Wärme bessert		wund, brennen	wund	Nase innen	Bindehaut, Lider, unterhalb der Lider	dauernd	x
Arsenicum jodatum	Roggenallergie der Bäcker, heisere Stimme	frische Luft besser, drinnen schlechter			scharfes Nasensekret			schmerzhaft	Wärme verschlechtert
Arundo	juckt überall, im Ohr brennen, rissige Zunge, Ekzem um die Augen und am Ohr	Kälte schlecht		jucken	brennen	Nase innen, Gaumen und Ohren			
Dulcamara	bei gemähtem Gras	Kälte, Nässe schlecht, Wärme bessert	im August	Lidränder entzündet, Tränen draußen	verkrustet, fließt in geschlossenen Räumen, nachts u. draußen verstopft			dauernd	x

	Leitsymptom	Modalität	Jahreszeit	Augen	Nase	Jucken	Schwellung	Niesen	mit Asthma
Euphrasia	lichtscheu	Wärme schlecht		wund, schorfig, Augenlider verkleben	milde Absonderung		vormittags Augen, Lidränder	xx	tagsüber
Gelsemium	Schwäche	Verschlechterung bei feuchtem Wetter, Gewitter, Aufregung	im Frühling und August	rot, geschwollen	fließt, scharfes Sekret		Augen	morgens, anfallsweise	
Kalium jodatum	viel Tränenfluß, Nasenwurzel schmerzt beim Bücken	warmes Zimmer schlecht		wund, starke Augen-beteiligung, Tränenfluß	Krusten, wässriger, beißender Schnupfen, Bücken schmerzt		Lider	anfallsweise, schmerzhaft	x
Lachesis	Pferde/ Meerschweinchen-allergie, Abneigung Enge am Hals, Beschwerden überwiegend an linker Körperseite	Hitze, Kälte u. Sonne verschlechtert	im Frühling	lichtscheu	drinnen verstopft			x, nach Erwachen	nachts, xxx
Naja	oft Herzbeschwerden	Schneuzen, Rauchen, schlechter durch Kälte	im Frühling und August	Lider geschwollen			Lider	xx	xx, Hüsteln
Natrium muriaticum	Jucken im Nasenloch (wie Wurm), friert schnell, leidet unter zurückliegendem Kummer	Sonne und Sommerhitze verschlimmert auch seelische Belastung, besser am Meer u. bei frischer kühler Luft		brennen, Tränenkanal geschwollen	drinnen verstopft, draußen läuft es	Nasenflügel, Nase innen	Tränenkanal, Tränensack	morgens, anfallsweise	xx
Natrium sulfuricum	Asthma bei Wetterwechsel von trocken zu feucht	feuchtes Wetter verschlechtert	im Frühling			Nasenflügel		xx	xxx

	Leitsymptom	Modalität	Jahreszeit	Augen	Nase	Jucken	Schwellung	Niesen	mit Asthma
Pulsatilla	Katzenallergie, alles besser in frischer Luft	Verschlechterung in warmen Räumen u. Hitze, besser in frischer Luft		Tränenfluss mild im Wind	juckt innen	Nase innen	Lider, Tränensack	morgens, abends, im Schlaf, im warmen Zimmer	
Sabadilla	Schmerzen beim Schlucken	Kälte u. Nässe schlecht, Wärme bessert	im Frühling	starke Augenbeteiligung, tränen	läuft od. ist verstopft	Gaumen u. (Nase innen) u. Ohren		anfallsweise im Freien	x
Sanguinaria	Riechverlust, Juckreiz, Rachen brennen, überempfindlich gegen Blumengerüche	Kälte, Zugluft u. Wetterwechsel schlecht	im Frühling	wund	wund	Rachen jucken und brennen		draußen unaufhörlich	x
Sepia	empfindlich bei kalter Luft, tanzt gerne	Verschlechterung vor Gewitter					Augen morgens, Lider	morgens	xx
Sinapis nigra	wie in den Hals gekniffen, wie verbrannt, steigt ab in die Bronchien	Kälte u. Temperaturwechsel schlecht	Spätherbst bis Nov.	brennen	wund, tags verstopft			nachts und beim Hinlegen	x
Sticta pulmonaria	Nase verstopft, Etagenwechsel in Bronchien	Kälte schlecht, abends schlimmer				Nase innen		durch Kribbeln in der Nase	x
Wyethia	trockener Gaumen, Räusperzwang				Nasenlöcher jucken	Gaumen, Rachen			x

In den letzten drei Tabellen auf den Seiten 70 -72 habe ich alphabetisch fortlaufend häufig verwendete homöopathische Heuschnupfen Arzneien zusammengetragen und diese für meine Leser so unterteilt, dass man ohne Repertorium Generale[10] für sich das passende Mittel bestimmen kann. Jeder beantwortet für sich folgende Fragen individuell, denn nicht jeder hat dieselben Heuschnupfen Symptome: Wann? Wo? Wie? Was? Wodurch besser oder schlechter? Was noch? Zunächst sollte man sich fragen:

- Wann tritt mein Heuschnupfen auf, zu welcher Jahreszeit?
- Mit der Frage, wo die Symptome am heftigsten auftreten, meine ich den Ort wie Nase oder Augen. Nach Beantworten der Lokalität fallen einige Arzneien heraus.
- Wie äußern sich die Symptome an Augen und Nase.
- Was sind noch für Merkmale vorhanden? Bspw. Gaumen jucken, Schwellung, Niesen und Asthma.
- Wodurch werden die Symptome besser oder schlechter? Wir Homöopathen nennen es Modalitäten einer Arznei, also besser in Räumen oder schlechter? Besser in kühler Luft? Jeweils bezogen auf die Heuschnupfen Symptome.

Nach Beantworten der Fragen bleiben in der Regel nur 1 oder 2 Arzneien übrig, die die Kriterien erfüllen. Mit der letzten Frage „was

---

[10] s. Wörterbuch

noch?" meine ich die Leitsymptome[11], die in der Homöopathie das Charakteristische der Arznei ausmachen. Wenn Sie sich am Schluss der Bearbeitung zusätzlich in einem der Leitsymptome der Arzneien wieder erkennen, haben Sie Ihre Arznei herausgearbeitet.

Die Fragen können auch in anderer Reihenfolge beantwortet werden, es sollte sich immer dieselbe Arznei ergeben. Wichtig ist, dass Sie immer das Symptom in der Tabelle unter den Mitteln wiederfinden, welches Sie am heftigsten belastet und der Beschreibung am ehesten entspricht. Die Arznei, die die meisten Übereinstimmungen mit Ihren Symptomen hat, wird Ihnen helfen.

Im folgenden Kapitel werden die homöopathischen Arzneien aus den Tabellen von Seite 70 - 72 anhand der individuell auftretenden Symptome vorgestellt.

---

[11] s. Wörterbuch

Die homöopathischen Arzneien bei Heuschnupfensymptomen im Überblick nach auftretender Symptomatik sortiert

Die Arzneien werden in den folgenden Seiten nach dem Ort des Geschehens und der Heuschnupfensymptomatik unterteilt und beschrieben. Es müssen für die Arzneiwahl nicht alle Symptome, die im Text genannt werden, zutreffen. Allen Arzneien gemeinsam ist, dass durch die richtige Arzneiwahl die Homöopathie das Immunsystem stärkt. Die Selbstheilungskräfte werden ohne die Symptome zu unterdrücken, anregt und so eine Heilung ermöglicht. Es wird nachfolgend bewusst eine stichwortartige Formulierung der Symptomaufzählung gewählt, damit Sie schnell das passende Mittel finden.

Sollten die Beschwerden sehr heftig oder bedrohlich sein, ist eine Parallelbehandlung mit schulmedizinischen Mittel angezeigt und unerlässlich.

Die oben beschriebenen, unterstützenden Maßnahmen sollten begleitend zur Homöopathie angewendet werden (Ernährungsumstellung, Nasendusche usw.).

Komplexmittel[12] empfehle ich nicht zur Therapie des Heuschnupfens, da oft nur eine individuell gewählte Arznei die Symptome behandelt und lindert, wie beim „Schlüssel-Schloss-Prinzip".

---

[12] s. Wörterbuch

Nasensymptomatik heftig

Allium cepa D 12

Verwendet wird in der Homöopathie die frische Zwiebel, die in ganz Europa und Asien vorkommt.

Die Wirkung der ätherischen Öle ähneln den Heuschnupfensymptomen mit wässrigen Absonderungen an den Schleimhäuten der oberen Luftwege und der Bindehaut sowie einem Kitzeln des Kehlkopfes. Am stärksten ist die Nasensymptomatik beim Heuschnupfen. Charakteristisch sind milde Tränen und ätzender Schnupfen mit reichlich, wässriger Absonderung begleitet von Niesen hauptsächlich morgens und drinnen. Die Patienten sind lichtempfindlich. Die Symptome werden besser an frischer Luft und schlechter in warmen Räumen und durch Blumenduft.

Symptome	• reichlich, ätzendes, wässriges Nasensekret • Niesen morgens und drinnen • milde Tränen • Lichtempfindlich • Kitzeln des Kehlkopfs
Besserung	an frischer Luft
Verschlechterung	in warmen Räumen, durch Blumenduft
Weitere Anwendung	grippaler Schnupfen
Zeitpunkt	Frühling und August

Aralia racemosa D 12

Verwendet zur Arzneiherstellung wird der frische Wurzelstock der Pflanze, die in Nordamerika beheimatet ist.

Aus der Nase läuft ein wässriger Schnupfen, der salzig schmeckt. Die Nase kann auch verstopft sein. Liegen verschlechtert die Symptomatik. Aralia hat außerdem eine Affinität zum Kehlkopf und zur Luftröhre und wird bei Kitzelhusten, Asthma und Bronchitis eingesetzt.

Symptome	• wässriger, salzig schmeckender Schnupfen oder • verstopfte Nase
Verschlechterung	Liegen
Weitere Anwendung	Kitzelhusten, Bronchitis
Zeitpunkt	Frühling

Arsenicum jodatum D 12

Der Einsatz von Arsentrijodid erfordert Absonderung eines scharfen Nasensekretes. Geschlossene Räume und feuchte Luft verschlechtern, frische Luft bessert. Asthma wird durch Wärme verschlechtert. Niesen kann schmerzhaft sein. Meist ist die Stimme heiser. Wird häufig erfolgreich eingesetzt bei einer Roggenallergie der Bäcker.

Symptome	• scharfes Nasensekret • Niesen schmerzhaft • Stimme heiser • Asthma bei Wärme
Besserung	frische Luft
Verschlechterung	geschlossene Räume, feuchte Luft
Weitere Anwendung	Roggenallergie der Bäcker

Sinapis nigra D 12

Die Nase ist wund, das Sekret scharf, Niesattacken nachts und beim Hinlegen. Tags ist die Nase oft wechselseitig verstopft. Die Augen und der Rachen brennen, der Hals innen fühlt sich an wie verbrannt, Kälte verschlechtert. Häufig bei Heuschnupfen Symptomen im Spätherbst bis in den November.

Symptome	• Nase wund • Nasensekret scharf • Niesattacken nachts und beim Hinlegen • Nase tagsüber wechselseitig verstopft • Augen und Rachen brennen, wie verbrannt
Verschlechterung	Kälte
Zeitpunkt	Spätherbst bis November

Sticta pulmonaria D 12

Die Lungenflechte oder auch das Lungenmoos genannt wächst auf Bäumen. In der Homöopathie wird die auf dem Zuckerahorn in Amerika wachsende Flechte verwendet.

Die Nase ist verstopft, trocken und innen verkrustet, begleitet von ständigem Niesen. Schleim läuft im Rachen herunter und charakteristisch ist ein Etagenwechsel zu den Bronchien mit Reizhusten nachts. Verschlechterung durch kalte Luft, extremen Temperaturwechsel und in der Nacht.

Symptome	• Nase verstopft, trocken, innen verkrustet • Niesen • verschleimt im Rachen • Reizhusten nachts • Bronchitis, Etagenwechsel
Verschlechterung	kalte Luft, extremer Temperaturwechsel, nachts

Wenn die Nasensensymptomatik im Vordergrund der Beschwerden steht, stellen Sie sich folgende Fragen:

- *Zu welcher Jahreszeit bzw. welchem Monat treten die Symptome auf?*
- *Was für Symptome zeigen sich?*

Werden diese Fragen anhand der folgenden Abbildung beantwortet, ergibt sich die Arznei.

Wenn die Heuschnupfensymptome an der Nase im Frühling und August überwiegen, so ist die wahrscheinliche Arznei Allium cepa. Überwiegen die Heuschnupfensymptome an der Nase im Frühling und August und der Schnupfen schmeckt salzig, so könnte Aralia die helfende Arznei sein. Wenn die Heuschnupfensymptome an der Nase im Frühling und August stark sind und der Schnupfen wundmachend ist und begleitet wird von schmerzhaftem Niesen, so ist Arsenicum die wahrscheinliche Arznei. Überwiegen die Heuschnupfensymptome an der Nase im Herbst, ist Sinapis nigra angezeigt. Wenn Heuschnupfensymptome an der Nase im Herbst überwiegen und von einer Bronchitis begleitet werden, hilft meist Sticta pulmonaria.

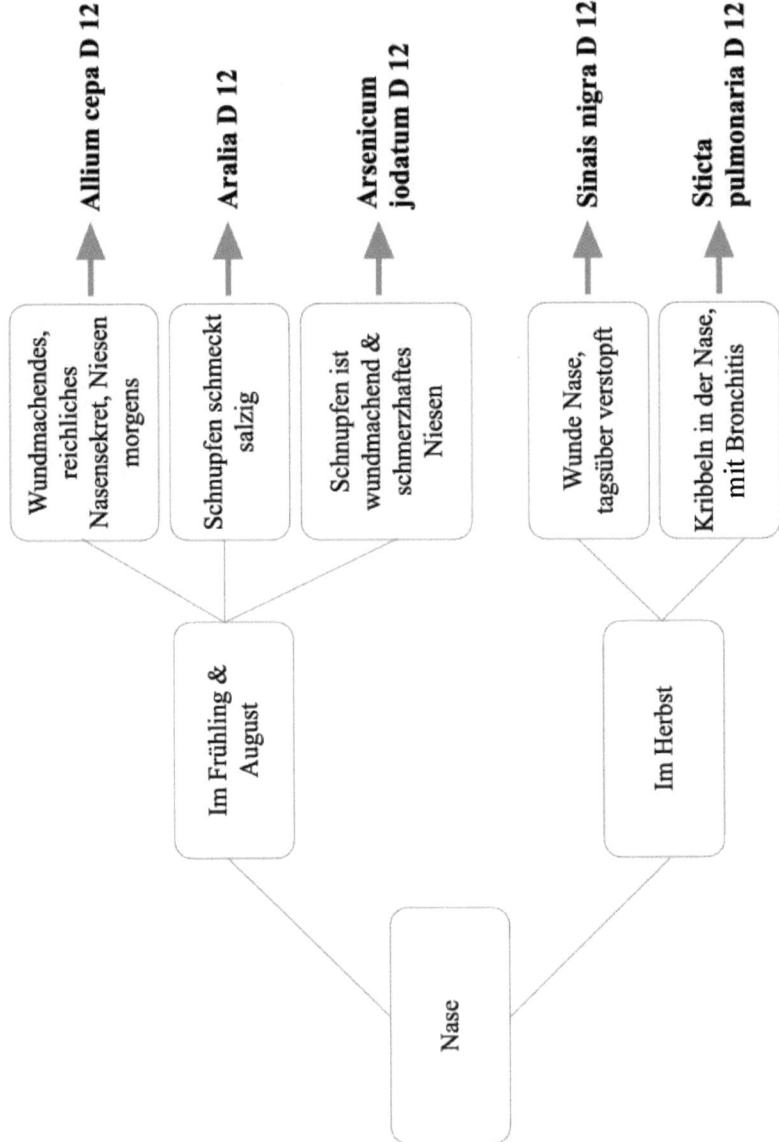

Nase

Im Frühling & August

Im Herbst

Wundmachendes, reichliches Nasensekret, Niesen morgens → **Allium cepa D 12**

Schnupfen schmeckt salzig → **Aralia D 12**

Schnupfen ist wundmachend & schmerzhaftes Niesen → **Arsenicum jodatum D 12**

Wunde Nase, tagsüber verstopft → **Sinais nigra D 12**

Kribbeln in der Nase, mit Bronchitis → **Sticta pulmonaria D 12**

Nasen- und Augensymptomatik heftig abhängig von Kälte und Nässe

Naja D 12

Das Gift der Brillenschlange, die in Ostindien und China beheimatet ist, wird homöopathisch verwendet.

In der Heuschnupfenzeit hat der Patient ein ständiges Hüsteln, mit heftigen Niesattacken. Die Lider sind geschwollen und asthmatische Beschwerden können auftreten. Verschlechterung tritt auf durch Kälte, Rauchen und Schnäuzen der Nase.

Symptome	• Nasen- und Augensymptomatik • ständiges Hüsteln • Niesattacken • geschwollene Lider • eventuell asthmatische Beschwerden
Verschlechterung	Kälte, Rauchen, Schnäuzen der Nase
Zeitpunkt	Frühling und August

Sanguinaria D 12

Die kanadische Blutwurzel ist in Nordamerika und Mexiko beheimatet. Die Indianer benutzten den Saft für ihre Bemalung. Der im
Herbst gesammelte Wurzelstock wird mit der Wurzel getrocknet und
zur Arzneiherstellung verwendet.

Die Nase ist wund, die Augen auch, im Rachen juckt und brennt
es. Unaufhörliche Niesattacken quälen den Patienten draußen. Die
Arznei kommt bei Heuschnupfenpatienten häufig im Frühjahr zum
Einsatz. Kälte, Zugluft und Wetterwechsel verschlechtern die
Symptomatik. Riechverlust und Überempfindlichkeit gegen
Blumenduft sind charakteristisch. Eine Hautrötung ist typisch.

Symptome	• wunde Nase und Augen • Rachen juckt und brennt • Riechverlust • Niesattacken draußen unaufhörlich
Verschlechterung	Kälte, Zugluft, Wetterwechsel
Zeitpunkt	Frühjahr

Dulcamara D 12

auch Bittersüß genannt, wächst in Europa und Asien. In der homöopathischen Arzneizubereitung werden die jungen Triebe und
Blätter vor der Blüte verwendet.

Die Lidränder sind während der Heuschnupfenzeit entzündet, die
Augen tränen draußen reichlich. Die Nase ist eher verkrustet, fließt
drinnen mild, ist draußen und nachts verstopft, begleitet von ständigem Niesen. Klassisch schlecht vertragen wird frisch gemähtes Gras.
Die Symptome treten häufig im August auf, begleitet von asthmatischen Symptomen. Kälte und Nässe verschlechtert, Wärme bessert.
Erkältungen werden ausgelöst durch Zugluft und Air-Conditioning.

Symptome	• Augen tränen reichlich draußen • Nase verkrustet • Nase fließt drinnen, draußen und nachts verstopft • ständiges Niesen • Lidränder entzündet
Besserung	Wärme
Verschlechterung	frisch gemähtes Gras, Kälte und Nässe
Weitere Anwendung	Erkältungen ausgelöst durch Zugluft und Air-Conditioning
Zeitpunkt	August

Gelsemium D 12

Der falsche oder wilde Jasmin, der für die Homöopathie Verwertung findet, wächst in Nord- und Mittelamerika. Es wird der frische Wurzelstock verarbeitet.

Die Augen sind rot und geschwollen, die Nase fließt mit scharfem Sekret, kribbelt und heftige Niesattacken morgens begleiten die Symptome. Verschlechterung der Symptome draußen bei feuchtem, warmen Wetter, Sonne, Gewitter und Aufregung. Die Heuschnupfenpatienten spüren eine Schwäche und meistens Kopfschmerzen ähnlich einer Grippe.

Symptome	• Augen rot und geschwollen • Nase fließt mit scharfem Sekret • Niesattacken morgens • Schwäche • Kopfschmerzen
Verschlechterung	draußen, bei feuchtem, warmen Wetter, Sonne, Gewitter, Aufregung
Zeitpunkt	Frühling & August

Kalium jodatum D 12

Die Nase fließt reichlich, das Nasensekret ist ätzend. Die Nasenwurzel schmerzt beim Bücken, die Nase schmerzt beim Niesen.
Wärme und geschlossene Räume verschlechtern die Symptomatik,
reichlich Tränenfluss, teilweise asthmatische Beschwerden. Heuschnupfen Symptome auch an den Augen.

Symptome	• reichlich ätzendes Nasensekret • Nase schmerzt beim Bücken und Niesen • reichlich Tränenfluss • Lidschwellung • Augen wund
Verschlechterung	Wärme und geschlossene Räume

Wenn die Nasen- und Augensymptomatik während der Heuschnupfenzeit heftig sind und Kälte und Nässe die Symptome beeinflussen, stellen Sie sich bitte folgende Fragen:

- *Wann ist eine Verschlechterung der Symptome zu beobachten?*
- *Welche Symptome treten noch auf?*

Werden diese Fragen anhand der folgenden Abbildung beantwortet, ergibt sich die Arznei.

Wenn die Heuschnupfensymptome an Nase und Augen durch Kälte schlechter werden und mit einem Hüsteln begleitet sind, so kann Naja helfen. Wenn die Heuschnupfensymptome an Nase und Augen durch Kälte schlechter und von Riechverlust begleitet werden, ist zur Linderung Sanguinaria erforderlich. Wenn die Heuschnupfensymptome an Nase und Augen durch Kälte und Nässe schlechter werden sowie gemähtes Gras zusätzlich die Symptomatik verschlechtert, so kann Dulcamara helfen. Wenn die Heuschnupfensymptome an Nase und Augen auftreten, Nässe die Symptomatik verschlechtert und Kopfschmerzen zusätzlich auftreten, ist die Einnahme von Gelsemium zu empfehlen. Wenn die Heuschnupfensymptome an Nase und Augen auftreten, durch Wärme alles schlimmer wird und die Nasenwurzel / der Nasenansatz beim Bücken schmerzt, kann Kalium jodatum helfen.

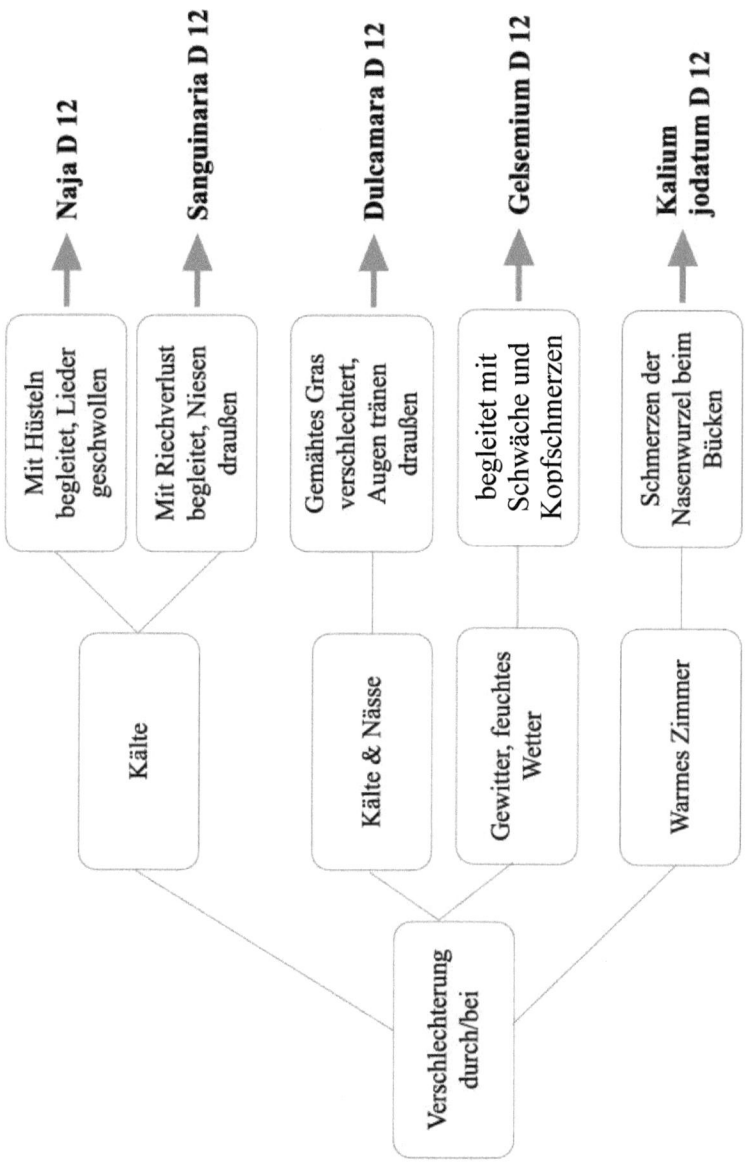

Verschlechterung durch/bei

Kälte → Mit Hüsteln begleitet, Lieder geschwollen → **Naja D 12**

Kälte → Mit Riechverlust begleitet, Niesen draußen → **Sanguinaria D 12**

Kälte & Nässe → Gemähtes Gras verschlechtert, Augen tränen draußen → **Dulcamara D 12**

Gewitter, feuchtes Wetter → begleitet mit Schwäche und Kopfschmerzen → **Gelsemium D 12**

Warmes Zimmer → Schmerzen der Nasenwurzel beim Bücken → **Kalium jodatum D 12**

Nasen- und Augensymptomatik heftig mit mildem oder wundem Sekret

Euphrasia D 12

Der Augentrost hat eine hohe Affinität zu den Augen. Die in Europa, Asien und Nordamerika beheimatete Pflanze wird als ganze, frische, blühende Pflanze in der Homöopathie verwendet.

Die Augen sind wund, das scharfe, brennende Sekret läuft reichlich, meist ist die Hornhaut von einem schleimigen Schleier bedeckt, die Augenlider sind verklebt und geschwollen. Der Patient ist lichtscheu. Die Nase sondert mildes Sekret ab, der Patient niest und hat eventuell asthmatische Beschwerden tagsüber.

Äußerlich wird Euphrasia gerne als Lösung bei Bindehautentzündung zur Spülung des Auges verwendet.

Symptome	• Augen wund • scharfes, brennendes reichliches Sekret • Augenlider verklebt und geschwollen vormittags • lichtscheu • Nase sondert mildes Sekret ab • Niesen mit ev. Asthma tagsüber
Verschlechterung	Wärme
Weitere Anwendung	Bindehautentzündung

Arsenicum album D 12

Weißer Arsenik ist ein häufig verwendetes Mittel in der Homöopathie. Doch haben Sie bitte keine Angst vor der Arznei. Mit den homöopathischen Verdünnungen kann es zu keiner Vergiftung auch bei längerer Einnahme kommen.

Leitsymptom von Arsen ist das Brennen. Alles brennt, die Augen, die Nase. Die Schleimhäute sind wund, die Augenlider sind oftmals geschwollen, daher wird es auch häufig bei allergischer Bindehautentzündung mit Lichtscheu eingesetzt. Ständiges Niesen und asthmatische Symptome sind charakteristisch. Wärme verbessert die Zustände, Kälte verschlechtert, ebenso ist alles schlechter nachts und draußen. Allgemeine Unruhe und Ängste sind ein Leitsymptom von Arsen. In der Allergiebehandlung kommt es häufig zum Einsatz bei Tauben- und Vogelallergie.

Symptome	• Brennen der Augen • Augenlider angeschwollen • Schleimhäute wund • Jucken der Nase innen • ständiges Niesen • Asthmatische Beschwerden
Besserung	Wärme
Verschlechterung	Kälte, nachts draußen
Weitere Anwendung	Ängste, Bindehautentzündung, Tauben- und Vogelallergie

Pulsatilla D 12

Die Wiesenküchenschelle ist in Nordeuropa beheimatet. Für die homöopathische Arzneiherstellung wird die frische, ganze Pflanze zur Zeit der Blüte verwendet.

Die Absonderungen von Pulsatilla in ihrer Symptomatik sind mild. Die Augen sind geschwollen besonders die Lider und der Tränensack. Der Tränenfluss ist reichlich besonders draußen im Wind. Niesen quält den Patienten im warmen Zimmer, abends, im Schlaf und morgens. Die Nase juckt innen. Alles wird besser in frischer Luft und Bewegung und schlechter in warmen Räumen. Die Patienten sind oft frostig und durstlos.

Bei Katzenhaarallergie hat sich Pulsatilla bewährt.

Symptome	• Augen geschwollen • reichlich <u>milder</u> Tränenfluss draußen im Wind • Niesen abends, morgens und im Schlaf • Nase juckt innen
Besserung	frische Luft und Bewegung
Verschlechterung	in warmen Räumen, Hitze
Weitere Anwendung	Katzenhaarallergie, Konstitutionmittel

Wenn bei den Heuschnupfensymptomen die Absonderungen (wundmachend oder mild) an den Augen und der Nase im Vordergrund stehen, stellen Sie sich bitte folgende Fragen:

- *Wie ist die Absonderung?*
- *Wo ist die Absonderung überwiegend?*
- *An Augen und Nase, nur an den Augen oder nur an der Nase?*

Wenn die Absonderung wundmachend an Augen und Nase ist, kann Arsenicum Album helfen. Wenn die Absonderung am Auge wundmachend und mild an der Nase ist, sollte Euphrasia gewählt werden. Wenn die Absonderung an Auge und Nase mild ist, sollte man sich für Pulsatilla entscheiden.

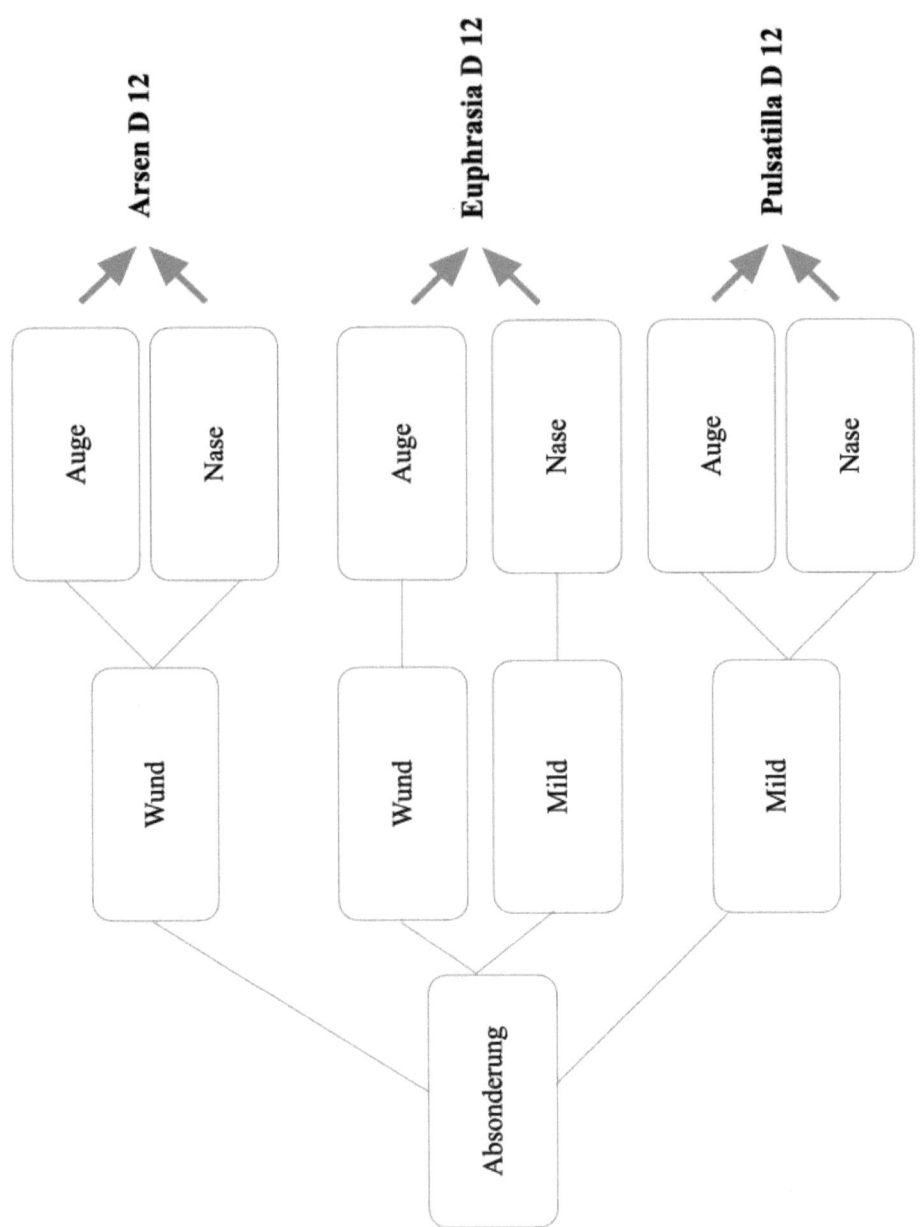

Heftiges Jucken am Gaumen

Wyethia D 12

Die krautige Pflanze aus Amerika gehört zur Familie der Gänseblümchen und der Sonnenblumen.

Es findet Anwendung bei heftigem Juckreiz im Rachen. Der Gaumen ist trocken und kitzelt, die Nasenschleimhaut ist ebenso trocken und die Nasenlöcher jucken. Erfolgloser, trockener Räusperzwang entwickelt sich daraus und eventuell asthmatische Beschwerden.

Symptome	• heftiger Juckreiz im Rachen • Gaumen trocken, kitzelt • Nasenlöcher jucken, Nasenschleimhaut trocken • Räusperzwang
Besserung	—
Verschlechterung	—
Weitere Anwendung	—

Sabadilla D 12

Die Sabadillasamen oder auch Läusekörner genannt, sind ein Liliengewächs, welches in Mexiko beheimatet ist. Die reifen, getrockneten Samen finden Verwertung.

Der Gaumen juckt zur Heuschnupfenzeit heftig, aber auch in den Ohren und der Nase juckt es. Halsschmerzen beim Schlucken, Räusperzwang und Niesattacken im Freien zählen zu den Symptomen. Augen tränen und die Nase läuft oder ist verstopft. Der Frühling ist die Hauptleidenszeit. Alles wird schlechter durch Kälte, Nässe und nachts. Einsatz findet diese Arznei auch bei vorliegender Hausstauballergie.

Symptome	• Gaumen juckt • Ohren und Nase jucken • Halsschmerz beim Schlucken • Räusperzwang • Niesattacken im Freien • Augen tränen • Nase läuft oder ist verstopft
Verschlechterung	Kälte, Nässe, nachts
Weitere Anwendung	Hausstauballergie
Zeitpunkt	Frühling

Arundo D 12

Der Riet/Reet (Schilfrohr), eine Grasart im Mittelmeerraum, hat sich als Heuschnupfenarznei bewährt, wenn ein brennendes Jucken im Gaumen, der Nase und in den Ohren im Vordergrund steht. Die Augen jucken und tränen. Zusätzlich leidet der Patient unter rissiger Zunge und Ekzemen (Hautausschlägen) um die Augen und an den Ohren.

Symptome	• brennendes Jucken im Gaumen, der Nase, in den Ohren • Augen jucken und tränen • rissige Zunge • Hautausschläge um die Augen und an Ohren
Verschlechterung	Kälte

Wenn die Heuschnupfensymptome am Gaumen überwiegen, gibt es folgende Arzneien:

Bei der Entscheidung welche Arznei bei juckendem Gaumen passend ist, wird nach weiteren Symptomen unterschieden:

Ein juckender Gaumen, der sehr trocken ist und von von Räusperzwang begleitet wird, erfordert Wyethia. Bei juckendem Gaumen mit starker Augen- und Nasenbeteiligung kann Sabadilla Linderung verschaffen. Bei juckendem Gaumen und zusätzlichem Auftreten von Hautausschlägen sollte Arundo eingesetzt werden.

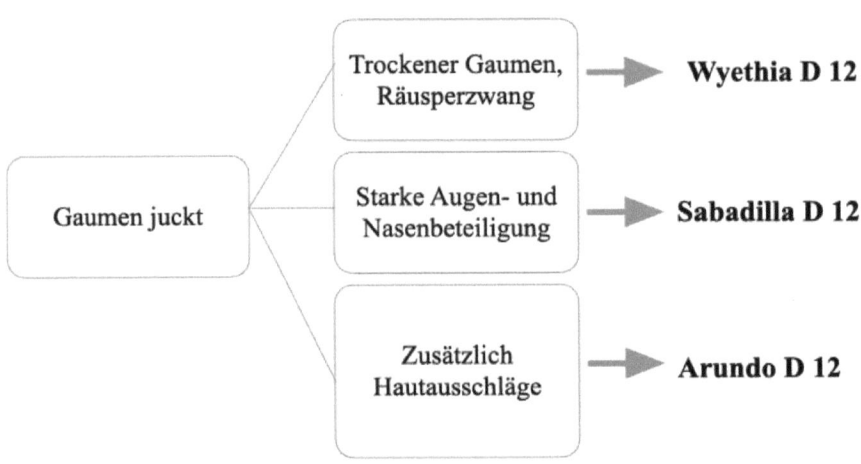

Arznei für Husten und Asthma während des Heuschnupfens

Natrium sulfuricum C 30

Entwässertes Natriumsulfat, auch Glaubersalz genannt, habe ich in der Praxis mit Erfolg angewendet bei Heuschnupfenpatienten, die unter allergischem Asthma leiden. Die Nasenflügel jucken, die Niesattacken sind heftig, Hautausschläge treten jedes Frühjahr wieder auf. Alles wird schlimmer bei feuchtem Wetter und Wetterwechsel von trocken zu feucht. *Diese Arznei habe ich immer in der C 30 Potenz verordnet.*

> **Vorsicht bei asthmatischen Symptomen: Keine homöopathische Selbstmedikation! Behandlung nur unter ärztliche Aufsicht! Eine schulmedizinische Notfallmedikation sollte jederzeit zur Hand sein.**

Symptome	• Heuasthma • Nasenflügel jucken • Niesattacken • Hautausschläge
Verschlechterung	feuchtes Wetter und Wetterwechsel von trocken zu feucht
Zeitpunkt	Frühjahr

Konstitutionelle Arzneien bei Asthma-Symptomen

Eine konstitutionelle Arznei[13] sollte von einem erfahrenen homöopathischen Therapeuten erarbeitet und verordnet werden. Im Folgenden werden die häufigsten drei Konstitutionsmittel von Heuschnupfen-Patienten vorgestellt, die zusätzlich asthmatische Symptome zeigen.

Vorsicht bei asthmatischen Symptomen: Keine homöopathische Selbstmedikation! Behandlung nur unter ärztliche Aufsicht! Eine schulmedizinische Notfallmedikation sollte jederzeit zur Hand sein.

Natrium chloratum bzw. Natrium muriaticum LM 12

Das deutsche Wort für Natrium muriaticum ist Kochsalz. Mit dieser großartigen homöopathischen Arznei hatte ich immer wieder Erfolg in der homöopathischen Behandlung des Heuschnupfens und anderer Allergien. Diese Arznei ist bei genauer Anamnese für viele Allergiker ein mögliches Konstitutionsmittel, denn homöopathisch potenziert wirkt es anders als „im täglichen Gebrauch in der Küche". Es jucken die Nasenflügel und die Nase innen, der Tränenkanal und der Tränensack sind geschwollen. Die Niesattacken sind

---

[13] s. Wörterbuch

anfallsweise morgens nach dem Erwachen. Sonne, Sommerhitze und seelische Belastung verschlimmern die Symptomatik. Die Patienten frösteln leicht. Alles ist besser in trockener, frischer, kühler Luft. Die Nase ist in geschlossenen Räumen verstopft und draußen läuft sie wässrig, oftmals mit Geruchsverlust. Die Augen brennen und tränen. Asthma bei feuchtkaltem Wetter. Die Patienten haben oftmals einen stillen Kummer, der lange zurückliegt, noch nicht vergessen ist, und sie sind gereizt.

Symptome	<ul><li>Jucken in der Nase</li><li>Niesattacken morgens nach dem Erwachen</li><li>Nase drinnen verstopft, draußen läuft sie wässrig</li><li>Tränenkanal und Tränensack geschwollen</li><li>Augen brennen mit Tränenfluss</li><li>Geruchsverlust</li><li>frösteln</li></ul>
Besserung	trockene, frische, kühle Luft, am Meer
Verschlechterung	Sonne und Sommerhitze, seelische Belastung
Weitere Anwendung	Konstitutionsmittel

Leitsymptom: am Meer werden die Symptome besser

Lachesis LM 12

Verwendet für die Homöopathie wird das Schlangengift der Buschmeisterschlange.

Hauptsächlich nachts im Frühling tritt das allergische Asthma auf, welches meist seine Ursache in der Entstehung nach hormonellen Medikamenten oder Antibiotika hat. Kälte verschlechtert. Die Patienten sind lichtscheu, die Nase ist drinnen verstopft, Niesen kräftig nach Erwachen. Sonne und extreme Hitze verschlechtern. Es hilft gut bei Patienten mit einer Pferdehaar- oder Meerschweinchenallergie. Leitsymptom ist die Betonung der linken Körperseite. Die Patienten können nichts Enges am Hals ertragen.

Symptome	• Heuasthma • Lichtscheu • Nase drinnen verstopft • niesen nach Erwachen
Verschlechterung	Kälte, Sonne, extreme Hitze, Enge am Hals
Weitere Anwendung	Pferdehaar-, Meerschweinchenallergie, Konstitutionsmittel
Zeitpunkt	nachts, Asthma im Frühling

Leitsymptome: allgemein linksbetonte Körpersymptomatik und Enge am Hals wird nicht vertragen.

Sepia LM 12

Vom Tintenfisch wird der getrocknete Inhalt des Tintenbeutels für die homöopathische Arznei verwendet.

Sepia ist ein wichtiges und bedeutendes Konstitutionsmittel. Die Augenlider sind morgens geschwollen, ebenso morgens hat der Patient Niesattacken. Verschlechterung der Beschwerden vor Gewitter, empfindlich sind die Patienten auf kalte Luft. Häufig bei Patienten, die gestresst sind, weil sie sich zu viel aufgeladen haben und denen dann förmlich der Kragen platzt.

Symptome	• Augenlider geschwollen morgens • Niesattacken morgens
Verschlechterung	Gewitter, kalte Luft
Weitere Anwendung	Konstitutionsmittel

Leitsymptome: Gewitter verschlechtert Symptome, der Patient tanzt gerne

Weitere in der Literatur beschriebene Mittel

Luffa

Die Pflanze wächst in Mittel- und Südamerika und für die Herstellung der homöopathischen Arznei werden die reifen, getrockneten Früchte verwendet.

Sie hat eine hohe Affinität zu der Nase, den Nasennebenhöhlen und dem Rachen. Sie wird in der Literatur als bewährte Heuschnupfenarznei beschrieben, wenn Absonderung von Schleim und Trockenheit der Schleimhäute sich abwechseln. Im Freien ist alles besser, Stirnkopfschmerz und Müdigkeit begleiten die Heuschnupfen Symptome. Ich habe in meiner Praxis selten Erfolge damit verzeichnen können.

Galphimia glauca

Eine Pflanze aus Mittelamerika, deren getrocknete Blätter und Blüten für die Homöopathie verwendet werden. Die reguläre Arzneimittelprüfung ist 2009 beschrieben.

Man spricht dieser Arznei eine hyposensibilisierende Wirkung zu. In meiner Praxis habe ich auch mit dieser Arznei keine großen Erfolge erzielt.

Homöopathische Arzneien zur Prophylaxe

In der Homöopathie gibt es keine prophylaktische Behandlung, weil die Symptome des Patienten für die Mittelfindung obligatorisch sind. Bei der Symptomatik des Heuschnupfens liegt jedoch eine allergische Reaktionsbereitschaft des Körpers vor - auch in der Zeit des stummen Intervalls ohne Symptomatik.

Nach meiner Erfahrung von über 20 Jahren in eigener Praxis habe ich mit Erfolg **Natrium muriaticum D 200** 1 x 2 Globuli alle 4 Wochen 3 Monate vor Beginn der Heuschnupfenzeit des Patienten eingesetzt. Das heißt, wenn der Patient in der Regel Heuschnupfen Symptome im März bekommt, sollte er im Dezember, also 3 Monate vorher, mit der Einnahme von Natrium muriaticum beginnen, wie oben beschrieben. Charakeristisch bei diesen Patienten ist: Sie zeigen jährlich wiederkehrend zur gleichen Zeit dieselben Symptome mit Verschlechterung bei sonnigem Wetter.

Habe ich einen Patienten, der ständig mit Infekten auch in der heuschnupfen-freien Zeit zu kämpfen hat, bewährt es sich, mit der Erbnosode[14] **Tuberkulinum D 200 alle 3 Monate 1 x 2 Globuli** die Therapie zu beginnen. Bei diesen Patienten beginnt die Reaktion auf

---

[14] s. Wörterbuch

die Pollen im Frühling. In der Literatur findet man zudem noch andere Arzneien, die ich vorstelle:

- Herr Dr. Gerhard Köhler beschreibt in seinem Buch als Prophylaxe bei saisonaler Pollinose **Psorinum D 200** bereits im Spätherbst einzunehmen, wenn es sich um frostige Patienten mit übelriechenden Schweißen handelt. Auch dies ist eine Erbnosode im Sinne Hahnemanns.

- Die Wiener Schule um Dr. Dorcsi hat bei Patienten, die nach einer kurzen Leidenspause nochmals im Spätsommer oder Frühherbst erneut auf Pollen reagieren, **Pollen LM 6,** 1 x 2 Globuli wöchentlich verordnet.

- Herr Dr. Norbert Enders hat gute Erfahrung mit **Acidum formicicum D 200** bei Heuschnupfenpatienten, die kräftig gebaut und liebenswert sind und während ihrer Leidenszeit begleitet werden von schwächenden, Rheuma ähnlichen Muskel- und Knochenschmerzen.

Diese Arzneien können eingesetzt werden, um die Symptome zu lindern. Eine individuelle Akutarznei ist jedoch in den meisten Fällen neben der prophylaktischen Behandlung nötig. Sie wird nach der akuten Symptomatik ausgewählt, wie auf den Seiten 70-72 beschrieben.

Psyche und Allergie

Je länger ich Patienten während meiner ärztlichen Tätigkeit von über 30 Jahren behandeln durfte, habe ich festgestellt, dass die menschliche Psyche für unsere Gesundheit und Heilung von Erkrankungen einen sehr hohen Stellenwert einnimmt. Natürlich ist Diagnostik und Therapie der Symptome wichtig, doch „wer seine Hausaufgaben im Leben nicht macht, muss nachsitzen!" Bitte erlauben Sie mir am Ende dieses Buches diese Zeilen. Ich habe Patienten erlebt, die beim Anblick eines Fotos von einer Blumenwiese Heuschnupfen Symptome bekamen. Wenn äußere Faktoren und Umstände ohne Pollenausschüttung Heuschnupfen Symptome auslösen können, so können wir uns selbst auch dahingehend beeinflussen, dass die Symptome nicht so heftig aufbrechen oder ganz stumm bleiben. Allergien sind eine überschießende Reaktion unseres Immunsystems, und Therapien, die das Immunsystem stärken, können sich so wiederum positiv auf die Allergiesymptomatik auswirken. Denn ein Zusammenhang zwischen Psyche und Immunsystem über Botenstoffe des Nervensystems ist der Wissenschaft bekannt. Ein einfaches Beispiel: Wir kennen alle die Situation, dass wir nach Stressphasen eher an einem Infekt erkranken.

Wir kennen aber auch die Situation: verliebt, voller Glücksgefühle und leicht bekleidet durch die Kälte zu spazieren und nicht zu erkranken.

Haben Sie sich schon einmal gefragt, wobei Ihr Heuschnupfen Ihnen hilft oder wovor er Sie bewahrt? Der Körper ist ein Spiegelbild unserer Seele. Zu diesem Thema sind viele Bücher geschrieben worden. Diejenigen, die dies Thema entschieden abwehren, haben meistens am ehesten Ihre "Hausaufgaben" zu machen. Verstehen Sie mich nicht falsch, ich meine nicht, dass mit dem Aufräumen der Psyche allein der Heuschnupfen zu heilen ist. Ihn anzunehmen und sich auch auf einer anderen Ebene einmal damit auseinanderzusetzen, kann sich lohnen!

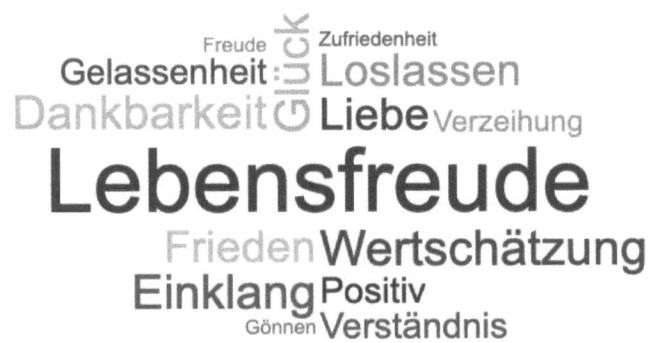

Abschließende Empfehlung

Nachdem Sie aufmerksam diesen Ratgeber gelesen haben, hier ein Beispiel für eine Checkliste: Aus jedem Kapitel wählen Sie sich eine oder mehrere Maßnahmen aus oder befolgen einen oder mehrere Hinweise, womit Sie Ihre Situation verbessern können und setzen es um.

Checkliste (Beispiel)

- Tierhaarfreier Schlafplatz
- Fisch, Wurst, Wein und Käse während der Heuschnupfenzeit weglassen
- Ausreichend Vitamin C und Magnesium einnehmen
- Nasendusche mit Kochsalz täglich durchführen
- Rote und dunkle Beeren sowie grünes Gemüse, Kräuter und Vollkornprodukte essen
- Meditationsübungen täglich durchführen
- eine homöopathische Arznei herausarbeiten, in der Apotheke besorgen und einnehmen (s. Kapitel „Einnahme der homöopathischen Arzneien").

Wörterbuch der Allergie und Therapie

Anaphylaxie

Anaphylaxie ist eine hochgradig bedrohliche Schock-Reaktion, die den gesamten Organismus betrifft und durch eine allergische Reaktion ausgelöst wird.

Erbnosode

Nosoden sind homöopathische Mittel, die aus Krankheitsabsonderungen und Krankheitsprodukten gewonnen werden, aufgearbeitet nicht mehr infektiös sind und hoch verdünnt werden. Tuberkulin wird aus Tuberkelbakterien gewonnen und Psorin aus Pusteln bei einer Krätze Infektion. Erbnosode deshalb, weil Dr. Hahnemann meinte, dass wir alle Vorfahren haben, die an diesen Erkrankungen gelitten haben und uns die Neigung mit bronchialen Erkrankungen (Tuberkulinum) und mit Hautekzemen (Psorinum) zu reagieren, vererbt haben.

Histamin

Histamin gehört zur Gruppe der biogenen Aminen und ist ein Gewebshormon. Es wird unter anderem in Mastzellen freigesetzt bei entzündlichen, allergischen und toxischen Prozessen im Körper. Es dient dazu, Reaktionen der Immunabwehr in Gang zu setzen. Es wird im Körper hergestellt aber auch über Nahrungsmittel aufgenommen.

Immunsystem

Das Immunsystem ist ein Oberbegriff für Organe, die an der Produktion von Immunzellen beteiligt sind: Es sind die Thymusdrüse, die Milz, das Knochenmark, die Mandeln, die Polypen, das schleimhaut- assoziierte Gewebe des Darms (MALT-Mucosa Associated Lymphoid Tissue), die Lymphknoten und spezielle weiße Blutkörperchen. Sie alle dienen der körpereigenen Abwehr und neutralisieren z. B. Bakterien, Viren, Pilze und Schadstoffe aus der Umwelt.

Komplexmittel

Ein Komplexmittel ist ein homöopathisches Mittel zusammengesetzt aus mehreren Einzelarzneien, die alle eine Affinität zu einem Organ oder einer Erkrankung haben.

Kreuzallergie

Eine Kreuzallergie, auch als Kreuzreaktion bezeichnet, tritt auf, wenn das Immunsystem einer Person auf ähnliche allergene Strukturen in verschiedenen Substanzen reagiert. Dies bedeutet, dass Menschen, die auf eine bestimmte Substanz allergisch sind, möglicherweise auch auf andere Substanzen reagieren, die ähnliche Proteine oder Molekülstrukturen aufweisen. Kreuzallergien treten häufig bei Pollenallergikern auf, die dann auch auf bestimmte Nahrungsmittel reagieren können.

Beispiele für Kreuzallergien: Personen mit einer Birkenpollenallergie reagieren oft auch auf Äpfel, Haselnüsse, Kiwis oder Karotten.

Konstitutionsmittel auch konstitutionelle Arznei genannt

Das Konstitutionsmittel ist ein Begriff aus der homöopathischen Behandlung. Es ist das Mittel (konstitutionelle Arznei) , welches der Therapeut nach der Erstanamnese aus allen akuten und chronischen Symptomen des Patienten, seiner Kranken- und Familiengeschichte erarbeitet. Es setzt sich quasi wie ein Puzzle aus der Information und dem Untersuchungsbefund zusammen.

Leaky Gut

Leaky Gut ist ein englischer Begriff, der „durchlässiger Darm" bedeutet. Bei dieser Erkrankung ist die Schutzfunktion der Darmschleimhaut gegen Krankheitserreger und Toxine stark beeinträchtigt. Dadurch wird die Darmmembran durchlässig, sodass schädliche Stoffe ungehindert in den Blutkreislauf gelangen können.

Leitsymptom

Symptome, die für ein homöopathisches Mittel besonders charakteristisch sind.

Mastzelle

Die Mastzellen gehören zur Gruppe der weißen Blutkörperchen und werden im Knochenmark gebildet. Sie haben im Körper die Funktion der Abwehr. In jeder Mastzelle befindet sich das Gewebshormon Histamin.

Pseudoallergie

Eine Pseudoallergie ist eine Reaktion des Immunsystems, die allergieähnliche Symptome verursacht, jedoch ohne eine spezifische Immunantwort oder Antikörperbildung, wie sie bei echten Allergien vorkommt. Die häufigsten Auslöser sind Arzneimittel und Lebensmittelzusatzstoffe.

Repertorium Generale

Das R.G. ist ein homöopathisches Nachschlagewerk, in dem die Arzneien unter den entsprechenden Symptomen aufgelistet sind und dient der Arzneimittelfindung.

Adressen, die weiterhelfen

- http://www.pollenstiftung.de/pollenvorhersage/pollenflug-kalender/
- http://www.wetteronline.de/pollenflug-vorhersage
- https://www.gesundheit.de/krankheiten/allergien/heuschnupfen-und-pollenallergie/ernaehrung-bei-heuschnupfen

Dank

Mein Dank gilt meinen Heuschnupfenpatienten, denen ich 21 Jahre in eigener Praxis helfen durfte. Ihre Offenheit gegenüber der homöopathischen Therapie und ihre positive Rückmeldung haben mich bestärkt und mir wertvolle Erfahrungen ermöglicht, die ich nun in diesem Buch weitergeben kann.

Meine Kinder haben durch ihre Vorschläge und Kritik die Entstehungsphase dieses Ratgebers tatkräftig unterstützt. Meinen besonderen Dank widme ich meinen Kindern Ludger und Sophie Frings, die mich immer wieder ermuntert haben, all mein Wissen auf diese Weise zu veröffentlichen. Ohne ihr Wissen im Online Bereich sowie ihre Unterstützung beim Setzen der Texte und beim Layout wäre dieses Buch nicht in der jetzigen Form für alle zugänglich geworden.

Vielen Dank für Eure unermüdliche Unterstützung und Euren Glauben an dieses Projekt!

Quellen

- Dr. Gerhard Köhler, Lehrbuch der Homöopathie Band 2, Stuttgart, Hippokrates Verlag 1986
- Dr. Norbert Enders, Homöopathische Heuschnupfenfibel, Haug Verlag 1992
- Dr. Mathias Dorcsi, Bewährte Indikationen der Homöopathie, DHU Karlsruhe 1985
- Dr. S. Flade, Allergien natürlich behandeln, GU Ratgeber, 2. Auflage, Gräfe und Unzer Verlag 2000
- Homöopathisches Repetitorium, DHU Karlsruhe 2010
- Jost Künzli von Fimmelsberg u. Michael Barthel, Kent´s Repertorium Generale, Berg am See, Barthel & Barthel Verlag, 3. Auflage 19, 1992
- Weißbuch, Allergie in Deutschland: Für die deutsche Allergieliga
- Dr. Barbara Hendel, Endlich frei von Allergie, VAK Verlags GmbH 2014
- Annette Kerckhoff u. Markus Wiesenauer, Was tun bei Heuschnupfen, KVC Verlag 2016
- Dr. Walter Glück, Allergien heilen mit Homöopathie, Kneipp Verlag 2013
- H. C. Allen, Leitsymptome der homöopathischen Materia Medica, Ulrich Burgdorf Verlag 2005
- A.M.Weiss, Tschüss Heuschnupfen, Norderstedt BoD 2016
- Prof. Dr. Rudolf Valenta, Alwin Schönberger, Das Anti Allergie Buch, Piper Verlag 2017
- Rüdiger Dahlke: Allergie, Selbstheilungsprogramm, Audio CD, Ariana 2007

Über die Autorin

Ruth Frings war 21 Jahre als praktizierende Ärztin in eigener Praxis tätig. Nach ihrem Studium der Humanmedizin in Göttingen und Frankfurt am Main arbeitete sie als Assistentin in der Radiologie und Inneren Medizin. Im Jahr 1995 erlangte sie die Zusatzbezeichnung für Homöopathie.

In ihrer hausärztlichen Praxis in der Region Hannover betreute sie über viele Jahre hinweg Patienten mit einem besonderen Fokus auf homöopathische Behandlungsmethoden. Ihre eigene Therapieerfahrung, insbesondere die Systemische Aufstellungsarbeit, führte sie zu einem Zertifikat als Systemische Beraterin und Therapeutin (ISWT) sowie als Systemische Strukturaufstellerin nach SyST®.

Als Mutter von drei erwachsenen Kindern und Großmutter von drei Enkelkindern, bringt Ruth Frings eine Fülle an persönlicher und beruflicher Erfahrung in ihre Arbeit ein. Aufgrund einer fortschreitenden Multiple Sklerose-Erkrankung ist sie seit 2016 berufsunfähig. Dennoch ist es ihr ein Anliegen, ihr umfangreiches Wissen weiterzugeben. Sie verfasst mehrere Ratgeber rund um die Themen physische und mentale Gesundheit, um anderen Menschen zu helfen und diese zu inspirieren.

Weitere Bücher von Ruth Frings

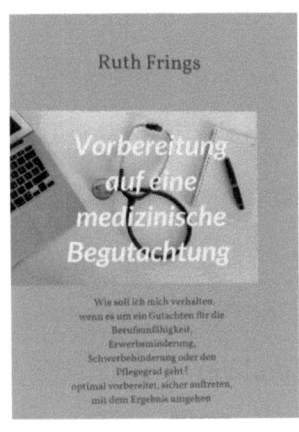

Vorbereitung auf eine medizinische Begutachtung

Wie soll ich mich verhalten, wenn es um ein Gutachten für die Berufsunfähigkeit, Erwerbsminderung, Schwerbehinderung oder den Pflegegrad geht? - Optimal vorbereitet, sicher auftreten, mit dem Ergebnis umgehen

ISBN: 978-3-347-23886-2

Homöopathische Warzenbehandlung nach dem Mondkalender

Dieser Ratgeber hilft bei einer homöopathischen Warzentherapie nach dem Mondkalender. Hier bekommen sie eine Anleitung zur unblutigen, schmerzfreien Warzenbehandlung. Es werden die verschiedenen Warzenarten beschrieben und die Möglichkeiten der Schul- und Alternativmedizin in der Warzentherapie vorgestellt.

ISBN: 978-3-347-06887-2

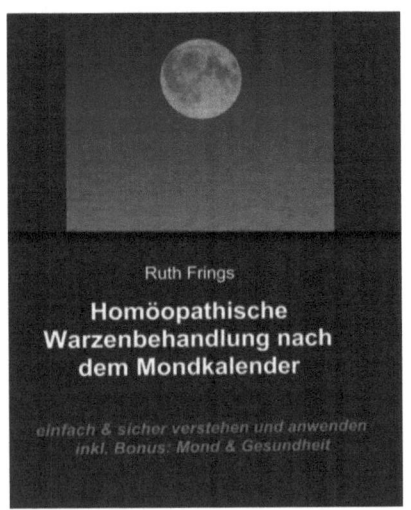

Notizen